かかりつけ歯科医のための

小児歯科ガイドブック

井上美津子　落合　聡 編

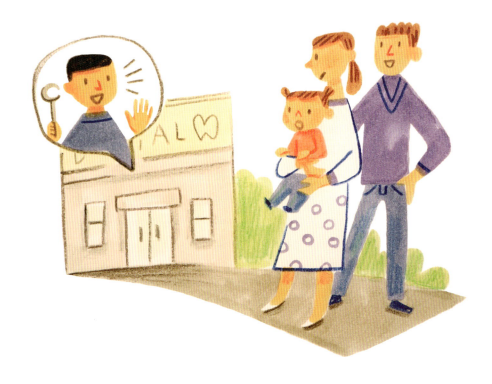

医歯薬出版株式会社

This book was originally published in Japanese
under the title of :

KAKARITSUKESHIKAI-NO-TAMENO SHŌNISHIKA GAIDOBUKKU

Guidebook of Pediatric
Dentistry for Family Dentists

Editors :

INOUE MITSUKO
   Visiting Professor
   Department of Pediatric Dentistry, School of Dentistry, Showa University

OCHIAI SATORU
   Dentist
   Ochiai Pediatric Dental Clinic

© 2019 1st ed.

ISHIYAKU PUBLISHERS, INC.
   7-10, Honkomagome 1 chome, Bunkyo-ku,
   Tokyo 113, Japan

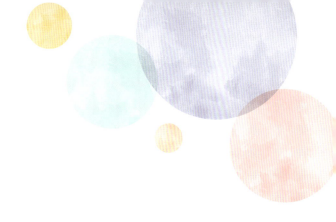

はじめに

　歯学教育における「小児歯科」は，歯科医学の進展により新しい知見が増え，対応すべき領域の広がりにより，学ぶべき知識や医療技術も増えています．しかし，歯科大学での授業時間は限られ，また，臨床実習で直接小児患者やその保護者に接する機会も限られているのが現状です．「かかりつけ歯科医」として地域の歯科医療を支える開業歯科医にとって，小児歯科は"やや経験不足"になりがちな分野でもあり，実際の小児患者やその保護者と向き合ったとき，どう対応したらよいか，どう治療を進めていったらよいかと迷われることも多いのではないでしょうか．

　本書の前版である『かかりつけ歯科医のための小児歯科マニュアル』は，「かかりつけ歯科」という用語が保険収載される際に企画され，緒方克也先生・進士久明先生の編著のもとに2000年に第1版が出版され，2007年には第2版と版を重ねました．かかりつけ歯科医として小児の歯科診療を行っている一般開業歯科医師の大きな力になってきたと聞いております．

　しかし，最近の目まぐるしく変化する社会状況のなかで，子どもを取り巻く環境も大きく変化し，子どもへの対応ばかりでなく，育児不安を抱えた保護者への対応に苦慮することも少なくなりました．そして，歯科医療においても，2016年の齲蝕や歯周病の重症化予防を目指した「かかりつけ歯科医療機能強化型歯科診療所」や，2018年の口腔機能の管理も歯科医師の役割とする「口腔機能発達不全症」「口腔機能低下症」の保険収載など，その考え方や内容が徐々に変化してきています．このような現状を踏まえて，さらに新しい小児歯科医療に対する考え方や治療方法などをお伝えしたく，新たなメンバーを加えて本書の作成に当たりました．

　この本が，かかりつけ歯科医の皆様の日常臨床の一助となり，多くの子どもたちの口腔と全身の健康に寄与することを切に願います．

2019年9月
編者代表　井上美津子

Contents

- はじめに ………………………………………………………………… 3
- この本の目的と使い方 ………………………………………………… 10
- かかりつけ歯科医における小児歯科医療 …………………………… 11

Introduction ………………………………………… 井上美津子　12

基礎編　17

Ⅰ　診療をはじめる前に

01　子どもを知る手がかり ………………………… 井上美津子　18
子どもの成長・発達を知ろう　18／子どもの口腔機能の発達　19

02　疾患の背景を知る手がかり ……………………………… 落合　聡　21
疾患の原因およびその背景　21／生活環境に注目する　21／基礎疾患
や障害が背景にある齲蝕・歯周疾患　22／口腔内固有の問題　22
Note　疾患の背景を知るために大事なこと　21／保護者の安全管理に対する意
識（外傷の受傷のしやすさ）　21

Ⅱ　診療の流れ

01　子どもの初診の進め方 ……………………………… 落合　聡　23
初診で来院したときの子どもの状態　23／子どもとの最初の接し
方〜基本は声をかけること！　23／診察を始めるときに注意するこ
と　24／年齢別の対応方法　25／診断と治療の説明　28／初診は健
康推進の第一歩　29
Hint　抑制治療についての考え方　24／発達障害が疑われる場合　27
Note　治療費についての説明　28

02 子どもへの口腔保健指導 .... 井上美津子　30

かかりつけ歯科医の役割　30／子どもの1日の生活リズムと口腔内
環境を評価する　30／子どもへの口腔保健指導　31

Hint　「齲蝕」「歯肉炎」は生活習慣から　31

03 子どもへの歯磨き指導 .... 井上美津子　34

歯磨き習慣形成のステップ　34／歯磨きを嫌がる子どもへの対応
35／歯ブラシの選び方　36／デンタルフロスの使用　36／歯磨剤の
使用と選び方　37

Note　第一大臼歯，第二大臼歯の歯磨き指導　35／歯磨剤の選び方と保護者へ
の注意　37

04 齲蝕の予防 .... 井上美津子　38

歯科医院で行われる齲蝕予防　38／家庭で行う齲蝕予防　39

Note　高濃度フッ化物配合歯磨剤の応用　39

05 歯周疾患の予防 .... 落合　聡　40

歯科医院での歯周疾患の予防法　40／家庭での歯周疾患の予防法　42

Hint　良好な食生活習慣を身につけるには　41／歯磨きはいつでもかまわな
い？　42

06 乳歯列から永久歯列への交換 .... 進士久明　44

歯の交換の問題　44／永久歯の萌出異常　45／歯列不正の兆候　46

Note　大まかな歯の交換（萌出）時期　44／永久歯の萌出遅延が見られる全身
疾患　44／モイヤースの混合歯列分析法　46／小野の回帰方程式　46

Hint　交換期乳歯の抜歯基準　45

07 歯列・咬合異常を"診る"ための基本 .... 石谷徳人　47

"適切な対応"が意味するもの　47／歯列・咬合異常のスクリーニン
グ　47／歯列・咬合異常の経過観察　48／歯列・咬合異常における早
期治療　49／早期治療の問題点　49／早期治療で求められること
50／各専門医との医療連携　51

Hint　「経過観察」についての説明　48／早期治療は簡単ではない　49／早期
治療によるトラブル　50／患者資料の重要性　51

Note　学校歯科における歯列・咬合判定　48／ブラックボックス化する早期治
療　49

08 歯の形態や色調の異常 .... 進士久明　52

歯の形態異常　52／歯の色調異常　53

Note　歯髄充血と歯髄壊死　53

09 不協力な子どもへの対応 ……………………………… 井上美津子　54

子どもが歯科で不協力になるわけ　54／子どもの年齢・発達状況と成育環境との関係　55／不協力児の行動管理法　55／不協力な子どもへの対応　56

Note 母子分離　55

10 障害児・有病児への対応 ……………………………… 柳田憲一　58

障害児・有病児への対応の基本　58／障害児への対応のポイント　60／有病児への対応　62

Hint パルスオキシメータ　60／脳性麻痺児の診療体位・姿勢　61
Note 薬物を使った行動調整法の種類　59／揃えておきたい機器　60／心内膜炎のガイドライン　62

11 発達障害児への対応 ……………………………… 石倉行男　63

発達障害児の特徴　63／発達障害児への対応　64／発達障害に気づいたら　65／"多様性"をキーワードにかかわる　66／発達障害の子どもに寄り添うためのヒント　66

Note 神経発達症　63／発達障害児の状況　63／発達障害と精神疾患　63／ラター博士小児生活行動評価表　64
Hint 障害児・者の意思決定　64／フラッシュバック　64／不安はなくさない　66

12 専門医への紹介 ……………………………… 落合　聡　68

専門医への紹介も実力のうち　68／紹介したほうがよい症例　68／紹介状の書き方　69

13 診療記録の残し方 ……………………………… 落合　聡　71

診療録（カルテ）　71／顔面および口腔内写真　73／スタディモデル　73／X線写真　73

14 かかりつけ歯科医の口腔管理 ……………………… 井上美津子　74

歯科医療と口腔管理の考え方　74／かかりつけ歯科医が行う口腔管理の実際　75

Note 小児患者の口腔機能管理と口腔機能発達不全症　74／管理記録　75

15 小児歯科の安全管理 ……………………………… 落合　聡　76

治療以外の場面で生じる偶発症とその対応　76／治療中に生じる可能性のある局所的偶発症とその対応　76／治療中に生じる可能性のある全身的偶発症とその対応　78

Note 咬傷の予防のために　77／救命処置の方法を学ぶには　78

| 実践編 | 81 |

01 健全な歯への齲蝕予防 ……………………………… 進士久明　82

シーラント（窩溝填塞）　83／フッ化物局所応用法　85／患者さんからの質問に対する回答の例　87

Note　シーラントの適応症　83／充填材料の種類　84／リン酸酸性フッ化ナトリウムゲルの味つけ　85／フッ化物の毒性・有害性について　86

Hint　シーラントのポイント　84

02 齲蝕に対する処置 ………………… 本間宏美・櫻井敦朗・新谷誠康　88

1. 齲蝕の診断　89
齲蝕の範囲の診断　89／治療方針の決定に考慮する因子　90

2. 乳歯齲蝕／軽度の齲蝕（～C₂）　91
1）齲蝕部位にかかわらず行う一般的な対応　91
2）平滑面の齲蝕（唇側，舌側）　92
3）隣接面の齲蝕　93
4）小窩裂溝部の齲蝕　95

3. 乳歯齲蝕／重度の齲蝕（C₃～）　96
1）大きな齲蝕があるときの対応　96
2）症状別の対応　96

4. 永久歯齲蝕／軽度の齲蝕　101
1）平滑面の齲蝕（頬側，舌側）　101
2）隣接面の齲蝕　102
3）小窩裂溝部の齲蝕　103

5. 永久歯齲蝕／重度の齲蝕　105
1）大きな齲蝕があるときの対応　105
2）症状別の対応　105

6. 多数重症齲蝕の小児に対する対応　110

Note　齲蝕リスク検査　90／齲蝕リスクに影響する因子　91／国内で適応可能なおもなフッ化物利用法と留意点　93／ホルモクレゾールの使用　96／齲蝕以外に生じる咬合時痛の原因　97／小児の歯科治療に用いられる薬剤　99／小児歯科専門医との連携　100／幼若永久歯のインレー，鋳造被覆冠　103／痛みの種類と症状　105／部分的生活歯髄切断と歯頸部生活歯髄切断　106／アペキソゲネーシスとアペキシフィケーション　107／歯根膜炎　108／年齢ごとの齲蝕の好発部位　110

03 歯周疾患に対する処置 ……………………………… 落合　聡　113

1. 小児の歯肉炎　114
萌出性歯肉炎　114／不潔性歯肉炎　115／口呼吸性肥厚性歯肉炎　117／急性の熱性疾患による潰瘍性歯肉炎　118／思春期性歯肉炎　119／その他の歯肉炎　120

2. 小児の歯周炎　122

侵襲性歯周炎　122

Note　イオン飲料やスポーツ飲料は上手に摂りましょう　119／侵襲性歯周炎の診断のポイント　122

04　口腔軟組織疾患の診断と処置 ……………………………落合　聡　123

口内炎　124／粘液嚢胞　125／舌小帯付着異常　126／上唇小帯付着異常　128

Note　口内炎へのレーザー治療　124／ウィルス性口内炎の場合の食事指導　124／ブランディン‐ヌーン腺嚢胞・ガマ腫　126／Blanch　Testとは　128

Hint　口内炎と鑑別診断が必要なもの　125

05　外傷への対応法 …………………………………………宮新美智世　130

外傷患者さんが来院されたときの対応　131／歯が外傷を受けた場合の損傷の実態　132／外傷患者さんの診査　132／口腔外傷に対する初期治療のポイント　132／動揺した歯の治療　134／脱落した歯に対する処置　135／歯冠の破折に対する治療　137／歯根の破折　140／外傷後に観察される特徴的所見について　141

Hint　外傷患者さんが来院されたときに特に伝えたいこと　131／乳歯の陥入への対応　135／患児および保護者に与える注意事項　135

Note　乳歯の受けた外傷が後継永久歯に与える影響　133

06　顎関節の異常 ……………………………………………旭爪伸二　142

顎関節の雑音　143／下顎の異常運動　144／顎関節の疼痛　145／顎関節の脱臼　146／患者さんからの質問に対する回答の例　147

Note　TCHに注意！146

07　歯の萌出異常への対応 …………………………………藤岡万里　148

発育不全（遅延）　149／埋伏過剰歯　150／第一大臼歯の異所萌出　151

Hint　X線写真と口腔内写真の撮影について　150／X線写真撮影の必要性　151／異所萌出の好発部位　152

Note　異所萌出　152

08　歯列・咬合異常における早期治療の実際 ……石谷徳人　153

かかりつけ歯科医に求められる治療とは　154／乳歯列期における対応　155／混合歯列期における対応　156／永久歯列期における対応　159／かかりつけ歯科医にとって注意すべき症例とは　162

Note　オーダーメイド医療としての治療装置　154／かかりつけ歯科医も専門医と同じ治療結果を求められる！　155／側方拡大の限界　157／上顎前突の早期治療への否定的見解　158

Hint　手根骨のX線写真による骨成熟度の評価　159／抜歯治療について　162

09 習癖への対応 ········· 旭爪伸二 164

指しゃぶりの魅力　165／舌癖・舌の突出癖　166／咬唇癖　167／口唇閉鎖不全（お口ポカン）　168

Hint 指しゃぶりへの対応　165
Note 子どもの様子をチェックしましょう　168／子どもの「アレルギーマーチ」とは　169

10 歯科でみられる先天異常・遺伝性疾患 ········· 落合　聡 170

唇顎口蓋裂　171／外胚葉異形成症　172／低フォスファターゼ症　173

Note Hotz型人工口蓋床　172

11 口腔機能発達の問題への対応 ········· 井上美津子 174

「食べる機能」の発達の問題と対応　175／「話す機能・呼吸機能」の発達の問題と対応　178

Note 子どもの発育からみた離乳開始の目安　175／「口腔機能発達不全症」とは？　178／小児口腔機能管理加算　179

Column 虐待・マルトリートメントへの対応 ········· 180

処置のポイント 183

1 ラバーダム防湿の実際　184
2 コンポジットレジンジャケット冠（CRJK）による修復　185
3 乳歯冠による修復　186
4 幼若永久歯に対する暫間的間接覆髄（IPC）法　187
5 乳歯に対する生活歯髄切断法（生切）　188
6 幼若永久歯に対する生活歯髄切断法　189
7 乳歯に対する抜髄法　190
8 幼若永久歯に対する抜髄法　191
9 乳歯に対する感染根管治療　192
10 幼若永久歯に対する感染根管治療　193
11 乳歯の分割抜歯　194

● 索引 ········· 195
● 執筆者一覧 ········· 198

Page design ●株式会社ビーコム
Illustration ●福々ちえ
パント大吉

この本の目的と使い方

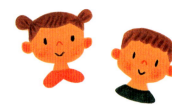

1　この本の目的

　2011年の「歯科口腔保健の推進に関する法律（歯科口腔保健法）」の制定以来，定期的な歯科健診の受診が推奨され，かかりつけ歯科医をもつことが推進されてきています．また，21世紀の母子保健の取り組みを示すビジョンである「健やか親子21」第2次の指標としても「子どものかかりつけ医（医師・歯科医師など）をもつ親の割合を増やす」ことが挙げられています．

　近年の歯科医療では，齲蝕をはじめとした歯科疾患が減少し，歯の修復・補綴といった形態回復の処置から，齲蝕や歯周病の予防・進行抑制によって口腔機能の維持を図ることが大きなウェイトを占めるようになってきました．地域の歯科医院は，住民の口腔の定期的・継続的な管理を行うことで口腔の健康を守る役割を担っています．

　予防を中心とした歯科医療では，より早期（小児期，できれば乳幼児期）からの定期管理が必要となりますが，小児患者への対応や治療は，成人とは異なる面が多々あります．この本は，かかりつけ歯科医として必要な小児歯科医療の情報を幅広く提供するために書かれました．かかりつけ歯科医のための小児歯科臨床ガイドブックとして活用いただければと考えます．

2　この本の使い方

　乳幼児期からの口腔管理が望ましいといっても，実際の臨床現場では，小児患者への対応や治療に戸惑うことも多いかと思われます．

　この本は，小児歯科の最新の基礎知識や臨床情報をまとめるとともに，小児の歯科診療において臨床上で遭遇する状況や症状をテーマ別にまとめてあり，かかりつけ歯科医がチェアサイドで問題点別に検索して利用しやすいように工夫されています．

　また，子どもの年齢や発達状況に応じた対応・治療方法などを掲載してあるため，子どもの状況に合わせて利用していただけることと思います．

　専門的知識については，ほかの成書や文献を参考にして，さらに知識を広げていただければ幸いです．

かかりつけ歯科医における小児歯科医療

1 かかりつけ歯科医の担う役割

生涯を通じて口腔の健康を維持するために，継続的に適切な治療や管理を提供し，身近な存在としていつでも相談に応じてくれるかかりつけ歯科医は，国民の健康寿命の延伸に貢献するものです．

かかりつけ歯科医には，乳幼児期から高齢期まで患者さんのライフステージに応じた継続管理や歯科疾患の重症化予防のための適切な歯科医療の提供，保健指導などを行い，患者さんの口腔と全身の健康の維持増進に寄与する役割が課せられています．

上記のような役割を果たすために，かかりつけ歯科医には，子どもに関する基礎的な知識や小児歯科診療の基本的な技術が必要となります．また，家族全体のかかりつけ歯科医となれば，それぞれの家庭の生活状況や子どもの成育環境，保護者の考え方なども知ることができ，それぞれの子どもに適した対応法なども選ぶことができます．さらに，かかりつけ歯科では専門的対応や技術が必要な場合には，専門医や専門医療機関に依頼して適切な診断・治療につないでいくことも責務とされています．

2 子どもとかかりつけ歯科，歯科医との出会い

子どもと歯科との出会いは，乳幼児歯科健診であることが多いでしょう．母子保健法に基づく公的歯科健診は1歳6か月健診が最初ですが，地域によっては10〜11か月や1歳2か月での歯科健診を設定している場合もあります．これらの歯科健診の後，予防と管理のために歯科医院を訪れる親子が徐々に増えてきており，これが子どもとかかりつけ歯科医との出会いとなります．

従来は，歯科健診などで齲蝕を指摘されてから歯科受診することが一般的であり，突然の歯科治療などにより子どもが歯科に対して恐怖を抱きやすいという問題がありました．特に，齲蝕が進行していると痛みを伴う処置となって，「歯科＝痛い，怖い」というマイナスイメージをもちやすくなります．

まだ齲蝕のない乳幼児期から，かかりつけ歯科医のもとで歯科健診を受け，保健指導や予防処置を受けていけば，歯科医院の環境にもなじみやすいでしょう．そうすれば，外傷や齲蝕の発生などで治療が必要になったときも，落ち着いて受診できると思います．子どもの口腔の健康を守るという意識を保護者と共有しながら，子どもの成長に合わせた継続的な管理を提供していくことが，かかりつけ歯科医に望まれます．

Introduction

1 子どもを取り巻く環境の変化と子育て支援の必要性

　少子化の進行したわが国では，2016年には出生数がとうとう100万人を割り，98万人となりました．少子高齢化が進むなかで，子どもを取り巻く社会環境は大きく変化してきています．少子化・核家族化により一家族の人数や兄弟・姉妹の数が減り，同世代の子どもと遊ぶ機会が減少したり，専業主婦の家庭では母子のみで過ごす時間が長くなることから，子どもの社会性の発達への影響や母親の育児負担感の増大が懸念されます．また，親世代も少子化のなかで育っているため，子どもへの接し方も変わってきており，子どもの育ち方にも影響があることが考えられます．

　一方，IT化が進む現代においては，「育児情報もインターネットから得ている」という保護者が増えています．親・兄姉や知人・友人からの育児情報ならその場で相談に乗ってもらったり，アドバイスをもらったりすることが期待できますが，育児雑誌やインターネットからの情報はほとんどが平均的な発育をしている子どもに関するものです．しかし，親自身もすでに少子化のなかで育っているため，身近で乳幼児を見たり，世話をしたりした経験がない人が多く，子どもの発育にバリエーションがあることがわかりません．そのため，自分の子どもがインターネットにある情報の平均像に当てはまらないと心配になり，いろいろ異なった見解が並べてあるとどの情報を信じたらよいかわからなくなって不安になりがちです．このような育児不安は，親の育児への自信喪失や，ときには虐待のリスクにもなることが危惧されます．

　そこで，最近の母子保健では，育児不安を軽減・解消し，親が安心して育児

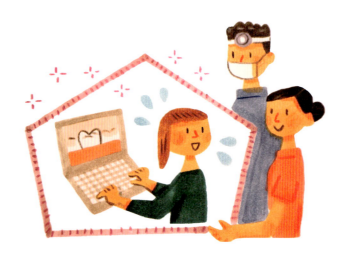

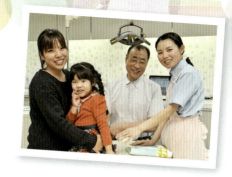

を楽しめるようにするための「**子育て支援**」が重点課題とされています．かかりつけ歯科医には，地域住民の定期的・継続的な口腔管理とともに，地域の親子に対する適切な情報発信や親の不安解消につながるように相談にのり，アドバイスをすることが求められています．また，ファミリードクターとして家族の口腔の健康管理を担うかかりつけ歯科医なら，両親や祖父母も含めた子どもを取り巻く環境に考慮したサポートができるのではないかと思われます．

2 子どもの口腔保健の現状

　近年，小児の齲蝕有病者率，一人平均齲歯数ともに顕著な減少がみられ，齲蝕の程度も軽症化しています．3歳児でみると，この30年近くで齲蝕有病者率は55.8％から15.8％に，一人平均齲歯数は2.90本から0.54本とあきらかな減少を示しています（図）．乳歯齲蝕の減少からやや遅れて，幼若永久歯の齲蝕も減少してきています．

　このように，子どもの齲蝕罹患状況は明らかに改善していますが，一方では齲蝕有病者率の地域差は大きく，平成28年度の3歳児歯科健診のデータでは，沖縄県の28.21％から愛知県の10.22％まで，約18ポイントの差がみられます．

　齲蝕は，生活習慣により発症が左右される疾患のため，地域の食生活状況や口腔保健への関心度などによって，罹患状況に差がみられやすいものと考えられます．また，同地域においても「**齲蝕の二極化**」がみられ，齲蝕のない子どもの割合が増加している反面，一部にはまだ多数歯にわたる重症齲蝕を有して

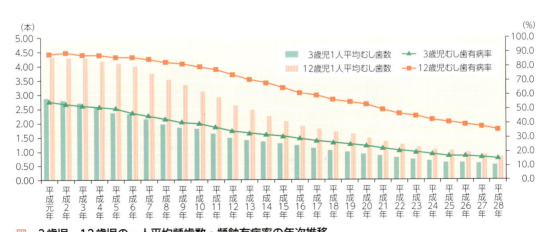

図　3歳児，12歳児の一人平均齲歯数・齲蝕有病率の年次推移
3歳児：平成25年度まで；母子保健課・歯科保健課調べ，平成26年度以降；地域保健・健康増進事業報告，12歳児：学校保健統計調査（文部科学省）

いる子どももみられます．これらの重症齲蝕の背景には，従来の口腔保健についての知識不足というよりは，生活環境全般に困難を抱えていること（特に「ひとり親」や「貧困」など）や子どもの発達障害などが考えられ，ときには「虐待（ネグレクト）」が疑われることもあります．このような場合には，歯科からだけのアプローチでは解決困難なため，行政などと連携した多職種でのアプローチが必要になるでしょう．

　小児期の齲蝕の減少により，保護者の歯や口についての関心も多岐にわたってきています．「むし歯・むし歯予防」についての関心はまだ高いものの，「**歯並び・咬み合わせ**」についての関心はさらに高く，妊婦や乳児をもつ母親へのアンケートでも「歯並び」の心配が多くみられます．乳幼児歯科健診で保護者から質問の多い項目としても，上記の項目に加えて「**歯磨き**」「**指しゃぶり**」「**歯の生え方**」「**フッ化物**」「**食べ方**」など多岐にわたる項目が挙げられています．

　このような保護者の心配ごとに，もっとも身近な歯科医として相談や助言を行うことができるのがかかりつけ歯科医でしょう．子どもの成長・発達のさまざまな場面で，保護者と子どもに寄り添いながら適切な支援を行っていくことが望まれます．

❸ 歯科的対応も変わってきました

　小児患者への歯科的対応についても，時代の流れとともに考え方が変わってきました．以前は，小児の歯科治療において「母子分離」が推奨されていました．これは，子どもとの「ラポール（信頼関係）」を確立するためには，診療中の小児患者と術者の直接的なコミュニケーションが大切であるという考えのもとに，3歳児以上の歯科治療は原則的に母子分離して行うというものでした．

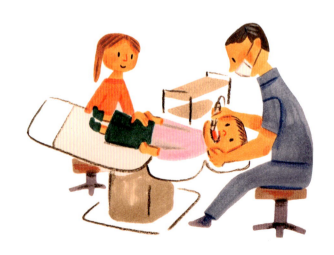

しかし，少子化や核家族化が進み，母子密着の生活時間が長くなってきた状況では，母・子の双方に分離不安が強くなっています．母親と離されただけで泣き騒ぐ子どもや，治療中の子どもの様子が心配でたまらない親など，必ずしも母子分離が妥当といえない状況が生じてきました．最近では，**親子の状況に合わせて付き添ってもらい，見守ってもらう対応が中心になっています**．実際の治療を見てもらい，必要に応じて子どもの口の中を見せて説明するほうが，保護者の理解や納得を得やすく，治療もスムーズに行えるものと思われます．

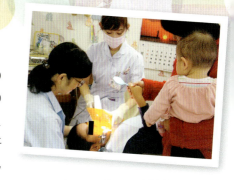

4 かかりつけ歯科での口腔管理が「8020」の第一歩

「8020運動」の意義は，高齢になっても自分の歯が20本残っていれば，自分の食べたいものが食べられ，まわりの人たちと同じ食事ができる，ということで，食の楽しみが残り，高齢者のQOLが向上することと考えられます．そして，8020を達成するためには，歯や口の健康を守る生活習慣の確立と，**食べる機能の健全な発達を促す環境づくりが大切です**．その達成のためには，**生活習慣の確立期であり，口腔機能の発達期である小児期からアプローチすることが効果的です**．かかりつけ歯科での乳幼児期からの口腔管理が，8020への第一歩であり，また8020達成の近道でもあるのです．

井上美津子
(昭和大学歯学部小児成育歯科学講座)

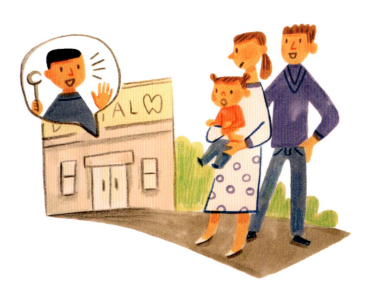

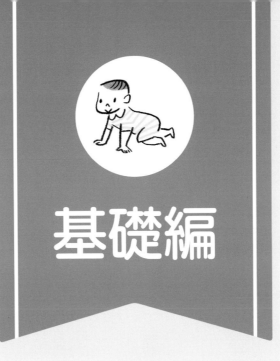

基礎編

- Ⅰ 診療をはじめる前に
  - 01 子どもを知る手がかり
  - 02 疾患の背景を知る手がかり
- Ⅱ 診療の流れ
  - 01 子どもの初診の進め方
  - 02 子どもへの口腔保健指導
  - 03 子どもへの歯磨き指導
  - 04 齲蝕の予防
  - 05 歯周疾患の予防
  - 06 乳歯列から永住歯列への交換
  - 07 歯列・咬合異常を"診る"ための基本
  - 08 歯の形態や色調の異常
  - 09 不協力な子どもへの対応
  - 10 障害児・有病児への対応
  - 11 発達障害児への対応
  - 12 専門医への紹介
  - 13 診療記録の残し方
  - 14 かかりつけ歯科医の口腔管理
  - 15 小児歯科の安全管理

基礎編　I 診療をはじめる前に

01 | 子どもを知る手がかり

● 子どもの成長・発達を知ろう

1. 乳児期（出生〜1 歳ごろ）

　出生時には反射でお乳を吸い，重力に抗って自由に身体も動かせず，泣くことでしか要求を表現できなかった赤ちゃんが，生後 3〜4 か月ごろには頸がすわり，6 か月を過ぎるとお座りやはいはいができるようになります．また，5〜6 か月からは離乳が開始され，1 歳ごろには自食（手づかみ食べ）も始まります．

2. 幼児期前半（1〜2 歳代）

　1 歳を過ぎると一人で歩けるようになり，行動半径が広がるとともに外遊びもさかんになります．意味のあることば（有意語）も出てきて，周囲の人たちとことばで徐々にコミュニケーションがとれるようになり，情緒が発達していきます．1 歳 6 か月までには離乳が完了し，3 食を中心とした食事になり，母乳や哺乳ビンも卒業します．また，食具を使って自分で食べられるようになります．

3. 幼児期後半（3〜5 歳代）

　この時期は，身体成長のペースは緩やかになりますが，運動機能や精神機能の発達が著しく，手先も器用になるため，食事，衣服の着替え，排泄などの生活行動が自立してきます．言語理解が進み，自分の意思をことばで表現できるようになる会話の適応期を迎えます．保育園や幼稚園に入園する子どもも増えて，仲間遊びが活発になり，自我の確立や社会性の発達も起こります．

4. 学童期（6〜11 歳代）

　身体発育面では個体差が明らかになってきて，10 歳ごろには女子は思春期に入る子どもも出てきます．知的な発達や運動機能の発達が著しく，日常生活行動の自立も進みます．学校での集団生活により社会性が発達し，スポーツもさかんになります．

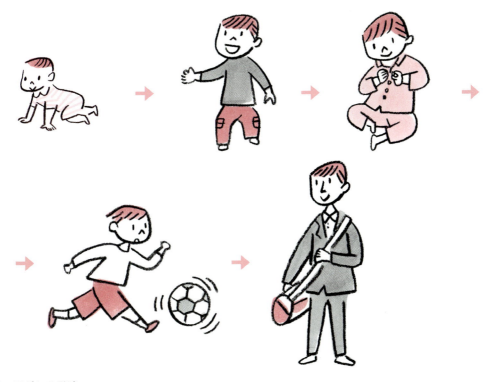

図1　子どもの発達

5. 思春期以降（12歳代〜）

　男女の性差が顕著になり，身長や体重の増加も著しく，大人に近い体型になります．理解力・思考力も高まって，自主的・自律的な行動がとれるようになります．集団生活で過ごす時間が長くなるため，社会性が身につき，自制心（感情のコントロール能力）も養われてきます．

● 子どもの口腔機能の発達

1. 乳歯の萌出，歯列咬合の発育と食べる機能・話す機能の発達

- 出生から6か月ごろまでは，まだ乳歯の萌出もみられない時期で，口腔の形態も哺乳に適した形をしています．生後2〜3か月ごろからは指しゃぶりや口遊びがさかんになり，声かけに対して声を出して反応するようになります．

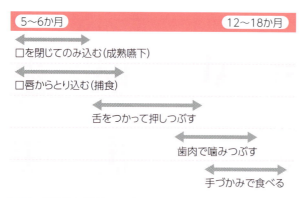

図2　離乳期に獲得する食べる機能

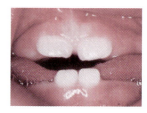

図3　生後8か月

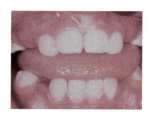

図4　1歳3か月

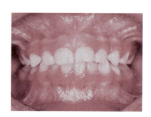

図5　3歳ごろ

- 6～7か月ごろから乳切歯の萌出が始まり，歯や口の発育とともに食べる機能が発達し，離乳食もステップアップしてきます（図2，3）．
- 1歳を過ぎると第一乳臼歯が萌出し，歯をつかって噛むことができるようになります（図4）．離乳も完了期を迎えますが，歯によるすりつぶしが必要な食品はまだうまく処理できません．また，有意語が話せるようになります．
- 2～3歳ごろには第二乳臼歯が萌出して乳歯列咬合が完成し，歯をつかった咀嚼が獲得されます（図5）．3～5歳ごろは口腔内の変化は少ない時期ですが，咀嚼力や咀嚼能率が向上し，大人に近い食事が摂れるようになります．ことばの発達も著しく，5歳ごろには発音が完成します．

2. 永久歯の萌出，乳歯との交換と口腔機能の関係

- 「食べる」「話す」という口腔機能の基本は，幼児期にすでに獲得されていますが，大臼歯の萌出により咀嚼能力がさらに向上します．一方，乳歯から永久歯への交換に伴って口腔機能に一時的な問題が生じることがあります．
- 6～7歳ごろに第一大臼歯が萌出し咬み合うようになると，咬合力・咀嚼能率はさらに高まります．しかし，切歯交換期には「うまく咬み切れない」「食べ物をこぼしやすい」などの食べる機能に問題がでたり，舌が突出しやすくなることで発音に影響がでたりします．
- 9～11歳ごろの側方歯交換期（図6）には，咀嚼不全や舌の側方突出による口腔機能への影響がみられることがあります．
- 12歳ごろに乳歯から永久歯への交換が終わって第二大臼歯が萌出し，13～15歳ごろに永久歯咬合が完成すると，咬合力や咀嚼能率はほぼ成人と同様になります（図7）．

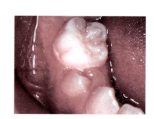

図6　9歳ごろ

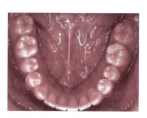

図7　12歳ごろ

井上美津子（昭和大学歯学部小児成育歯科学講座）

基礎編　Ⅰ　診療をはじめる前に

02 | 疾患の背景を知る手がかり

● 疾患の原因およびその背景

　かかりつけ歯科医院を受診する子どもたちにみられる歯科疾患には原因が不明なものもありますが，多くの場合には原因があり，またその原因が生じている背景があります．治療後，その疾患の再発を予防するためには，疾患の原因や背景について把握し，検討したうえでの治療説明や予防指導ができれば理想的です（「Note」参照）．

● 生活環境に注目する

1．基本的な生活と食生活のリズムの理解

　基本的な生活のリズムとは，朝は何時に起きるか，保育園や幼稚園，学校に通っているか，習いごとや塾などに通っているか，夜は何時に寝るかなどです．

　食生活のリズムとは，朝ごはんを食べるか，昼ごはんは自宅，弁当，給食いずれか，おやつは何時に何を食べているか，夕食は何時に食べているか，夕食後に何か飲んだり食べたりする習慣はあるかなどです．これらを知るだけで，齲蝕や歯肉炎などに罹患しやすいかどうか，ある程度予想がつきます．

2．実際に育児を担当しているのは誰か

　母親あるいは父親が主に育児を担当しているとは限りません．祖父母が担当していることもあるでしょう．誰が子どもの毎日の生活に一番影響を及ぼしているのかを知ることは，疾患の原因を探ることや口腔衛生指導などを進めるうえでも重要なことです．

3．保護者の意識

　育児を担う保護者には，それぞれの育児・教育方針がありますが，そのなかに健康の維持と管理に対する注意と関心がどのくらいあるかについて知ることが大切です（「Note」参照）．勉強やスポーツあるいは習いごとなどの教育関連の分野にはとても熱心であったり，インフルエンザなどの感

> **Note**
> **疾患の背景を知るために大事なこと**
> ①どのような生活をしているか，生活環境を理解する
> ②身体的な問題，基礎疾患や障害の有無を確認する
> ③口腔内固有の問題，清潔の維持が困難な形態や機能の問題を確認する

> **Note**
> **保護者の安全管理に対する意識（外傷の受傷のしやすさ）**
> 　予想しえない不慮の事故があるため一概にはいえませんが，外傷においては保護者の日ごろの安全管理に対する意識が大きく関わります．子どもがどこでどのように遊んでいるのかに目を配っているか，危険なものを容易に手に取ったり口に入れたりできないように道具や物を管理しているかなど，安全管理にどのくらい気をつけているかを知ることは重要です．これらは外傷の受傷しやすさに影響を及ぼします．

基礎編　Ⅰ　診療をはじめる前に

染症や清潔・不潔に関する健康管理には慎重に対応していたりする保護者でも，食生活には無頓着なことがよくあります．そのような環境で育つ子どもの口腔内の状態は悪化しやすいものです．

● 基礎疾患や障害が背景にある齲蝕・歯周疾患

　先天性心疾患やネフローゼ症候群などの全身疾患によって成長発育時期の体調が不安定であったり，治療が長期にわたる疾患，あるいは重度心身障害児のような成長発育そのものが障害されていたりする子どもの歯は，形成不全などを伴って歯質が脆弱なことがあり，適切な口腔衛生管理が行われないと齲蝕罹患傾向が高くなります．

　また，歯質は正常でも，脳性麻痺，自閉症，精神発達遅滞または発達障害などによって，食物残渣が多くなりやすかったり，口腔内が過敏であるために歯磨きが不十分であったり，偏食が強く齲蝕罹患性の高いものを多量に食べている場合などは，二次的な要因によって齲蝕が多発することがあります．また，口腔内が不衛生な状態になれば重度の歯肉炎を生じることがあります．さらに，てんかんのある子どもでは，内服している抗てんかん薬の種類によっては薬物性歯肉増殖症を生じ，これらと齲蝕が併発してくることもあります．

　このように全身の状態が子どもの口腔環境に影響をおよぼすことを知っておくことが大切です．

● 口腔内固有の問題

　歯列の叢生によるブラッシングの困難，開咬による口腔内の乾燥等，歯列・咬合によって齲蝕や歯肉炎になりやすくなることがあります．唇顎口蓋裂や鰓弓症候群などの先天異常においても歯列咬合の問題から齲蝕罹患率は高い傾向にあります（詳細は p.170〜実践編「10 歯科でみられる先天異常・遺伝性疾患」参照）．

　多くの場合，疾患の原因と背景は 1 つではなく，さまざまな要因が重なり合っていることが多いものです．したがって初診の段階では，なかなか判断がつかないことも多いでしょう．

　疾患の原因と背景は子どもの生活そのものを表していることも多いので，何度も治療や定期検診に通ってもらいながら，子どもや保護者の話を聞き，行動の様子などをみながら判断していくものだと考えましょう．原因を除去して背景を改善していくということは簡単ではありませんが，できることから 1 つずつ解決していくつもりで寄り添っていく気持ちが大切です．

落合　聡（おちあい小児歯科医院）

基礎編　Ⅱ 診療の流れ

01 子どもの初診の進め方

● 初診で来院したときの子どもの状態

　初診の際に，子どもがどのような身体的・精神的な状態で訪れているのかを考えてみましょう．子ども自身が口の中の痛みや違和感を訴え，その症状を解決したいと思って歯科医院を訪れているでしょうか？　小児歯科臨床では，「治療を希望している人と治療を受ける人が別である」ことが大きな特徴の1つです．ですから，初診の際には必ず子どもの状態に責任をもつ保護者，あるいはそれに相当する成人に付き添って受診してもらうことが原則です．もちろん，子ども本人が治療を希望することもありますが，特に低年齢児では，治療を受けるのは子ども，治療を希望しているのは保護者であることを忘れないようにしましょう．

　「医療とは治したいという主訴のある人に提供されるもの」「やる気のない人の治療はできない」という医療の原則は小児歯科臨床においては最初から通用しないのです．厳密には，「治療の必要性が十分に理解できる発達段階に達する前に治療を受けなければならない状況に追い込まれている」と捉えてもよいでしょう．小児の歯科診療では，どうしたらスムーズに治療を受けてもらえるかを考えることが基本です．

● 子どもとの最初の接し方〜基本は声をかけること！

　子どもが診療室に入ってきたら，とにかく挨拶から声をかけてみましょう．「おはよう」「こんにちは」などの挨拶に加え，「元気がいいね」「かわいい髪飾りをつけているね」「格好いいシャツを着ているね」などの，褒める方向の言葉がけがよいでしょう．さらには答えが決まっていて簡単に答えられる質問，たとえば「お名前は？」「いま，何歳？」「なに幼稚園に通っているの？」「なに組さんですか？」など，問診票や胸につけている名札などを見れば答えのわかる質問をしてみるとよいでしょう．初対面の見知らぬ大人に対してどのような反応を示すのか，つまりコミュニケーションの準備ができているのかを観察することは，今後の接し方を考えるための要素になります．

　また，黙って淡々と診察をしていると，子どもの目には「怖い大人」に

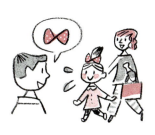

見えてしまい，今後の関係をつくっていくうえでマイナスとなります．「そんな質問には意味がない」「小さな子どもに声をかけたところで仕方ない」などとは考えず，相手が0歳児であっても積極的に話しかけましょう．

子どもに仲良くしようとしている姿勢を見せることは，子どもとの意思の疎通をはかるきっかけになり，さらには保護者に対して今後始まる診療においての信頼や安心感を与えることにつながります．

● 診察を始めるときに注意すること

子どもの初診の際には，すぐに診療台に寝かせてよい場合とそうではない場合があります．初診とはいえ，すでに子どもが歯科受診に慣れている，はじめての経験でも抵抗なく受け入れることができる性格である，あるいは保護者からの十分な説明を受けていて自ら診療台に寝ることができれば，子どもの自主的な行動に任せます．一人で診療台に寝ることができたら，「とても上手だね！」など，積極的な行動をとったことを褒めましょう（図1）．次に保護者への問診を行い，その内容に基づいて口腔内の診察を始めます．

一方で，不安や恐怖のため，診療台に寝るどころか近づくこともできない子どもも珍しくありません．その際には，保護者への問診を先に始めましょう．子どもに対しては，保護者に抱っこしてもらう，保護者の隣に座らせる，目の届く範囲である程度自由に遊ばせるなど，どのような対応でもかまいません．一通りの問診が終わったら診療台に上がってもらいますが，難しい場合には，年齢に応じた対応を行います．

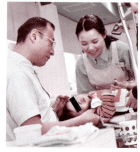

図1　初診時の様子
やさしく言葉がけをしながら導入する

Hint　抑制治療についての考え方

すべての年齢の子どもに対して，指示に従って診察することができない状況になったら抑制して強制的に口腔内の診察をすることを希望するかどうか，必ず保護者に説明をして同意を得ることが必要です．初診時は，子どもだけでなく，保護者とも初対面です．保護者のなかには，看板に「小児歯科」と書かれている歯科医院であれば，どんな子どもでも抑制することなくスムーズに診察するテクニックをもっていると思っている方もいます．そのため，抑制して診察をすると「これではわざわざ小児歯科に来た意味がない」と落胆されることもあります．

子どもの診察に際しては，できるだけ子どもが不安や恐怖を感じることなくリラックスして診療を受けられるように考慮しますが，魔法のような対応法があるわけではありません．抑制に同意が得られない場合には，その日の診察を続けることが困難な場合があることを説明します．そのうえで，その日は問診と診療室への入室までで終了して，後日，何度か来院してもらいながらすこしずつ慣れてもらって口腔内を診察する，あるいは小児歯科専門医に紹介するかのいずれかの方法を選択してもらうようにしましょう．

年齢別の対応方法

1. 3歳未満

　指示に従って行動することがまだ難しい年齢ですので，泣いたり大暴れたりすることも多いでしょう．母子分離はせずに，保護者と協力して診療台に寝かせるようにします．強制的に診療台に寝かせる必要がある場合は，十分に説明して同意を得たうえで保護者に協力してもらうことが大切です．抑制は，子どもが暴れ，抑えざるをえない場合に行いますが，なかには「押さえつけられているから暴れている」と捉える保護者もいるため，説明のうえ，理解を求めましょう（図2）．

　その際に大事なことは，つねに声をかけつづけ，「動かなかったら抑えないよ」など，抑えることは必須ではないことを繰り返し子どもに伝えることです．これは，そばで見ている保護者に対する説明にもなります．

　抑制しながらでも，号泣していてもユニット上に寝ていることは事実ですから，「大きな口が開くとよく見えるね」「すごいな！　力が強いね」「あとすこしで終わるから頑張って」などの声かけを続け，終了後には「ちゃんとできたね」と褒めてあげましょう．

　コミュニケーションをとろうしている大人の姿勢は，いつか必ず子どもに届きます．どんなに暴れても，手を止めず，話しかけながら診察を続けましょう．泣いて暴れる子どもに対しても「取りつく島がない」などと諦めないことが大切です．

　「子どもの健康を守るために正面から対峙する」という本来の目的を忘れずに，落ち着いて行動することで，「子どもを無理やり押さえつけている」という雰囲気から脱却できます．そして，ある程度状況が把握できたら，一旦身体を起こし，保護者の元に戻してから口腔内の所見について説明します．

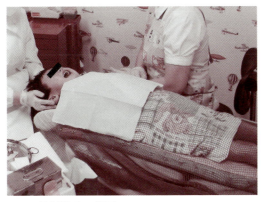

図2　抑制治療の様子

2. 3～4歳の子ども

　3～4歳の子どもは個人差が大きく，スムーズに会話をしたり指示に従ったりできる子どもも多い一方，不安感や恐怖心が強く，指示に従うことがまだ難しい子どももいます．待合室あるいは診療室に入室してからの行動や保護者と子どものやりとりを見て，その子どものタイプをある程度判断し，診察時の抑制の意味と必要性について事前に保護者に説明します．

　しかしながら，待合室で自由奔放な行動をとっていても診療室では従順であったり，お行儀よく行動していた子どもが突然泣いて暴れたりすることもありますので，どうなるかは直接対応してみなければわからないことを説明に加えておいたほうがよいでしょう．その一言で，抑制的な対応についても理解してもらいやすくなります．また，母親がそばにいると母親への依存心が強くなって，直接歯科医師やスタッフと会話をせずに母親を通して話をする子どもが多くみられます．さらには，母親の治療に対する不安や恐怖心が子どもの不安を増幅させてしまうこともあります．このような場合には母子分離を要する状況ですので，必要な場合はこの点についても十分説明しましょう．

3. 5歳すぎの子ども

　5歳を過ぎると多くの子どもは保護者以外の大人と会話をすることがだんだん可能となります．この時期になったら，来院のきっかけとなった症状を本人に直接聞いてみるといいでしょう．しかし，子どもの表現はあいまいで具体性にかけることもあるので，本質的な主訴や気になる症状などは保護者に確認をとることが必須です．視診，触診，画像診断，現在までの経過から診断を下しますが，まずは「この先生は自分の話を聞いてくれる」という信頼関係をつくることが重要です．

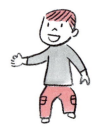

　この時期になっても，診察に協力的な姿勢で臨めない子どもは珍しくありません．その際には，診察をするために診療台に仰向けになって寝ること，口を開けてすこしの間じっとしていること，一通り口の中を診たら起きあがっていいことを説明して，指示に従えるかどうか数分でよいので待ってみましょう．自主的に指示どおりの行動がとれた場合は大げさでもいいので褒めてあげましょう．

　一方，ある程度の時間を与えたにもかかわらず指示に従えない場合には，保護者の同意を得て抑制のうえ診察を行います．この年齢の子どもは力が強くなっているので，十分に気をつけて，「10数えたら終わりにするよ」「泣きやんだら手を放すよ」など具体的な声かけを行い，わかりやすく目安をつくってあげるのも効果的です．また，抑えて寝かせると力が抜けてできるようになる子どももいます．その際には状況をみて，不要な抑制はすみやかに解除します．

4. 6歳すぎの子ども

　小学生以降の子どもであれば，保護者以外の大人と会話をすることが円滑にできるようになり，10歳以降になると通常の内容であれば，大人と同じようなレベルでの会話が可能になってきます．この時期になっても指示に従えない，恐怖心や不安が極めて強く，通常の診察が困難である場合は，その子どもの性格だけではなく何らかの理由があることが多いようです．「過去の診療が痛かった」「術者や保護者の対応が怖かった」等の経験が影響していることもありますし，発達障害による場合もあります．

　過去の痛みの経験が原因であれば，「診察は痛みを伴うものばかりではない」「最初の診察は診るだけだから大丈夫」と説明し，すこしずつできることを増やしていきます．術者や保護者の対応によるものであれば，子どもが勇気をもって診療を受けているという事実を認めて褒めてあげるなど，一歩ずつ慣れてもらえる工夫が必要です．時間はかかりますが，以前の治療とは状況が違っていることを理解してもらいましょう．

Hint!

発達障害が疑われる場合

　発達障害の可能性がある場合には，慎重な対応が要求されます．かかりつけ歯科医の目でみて，発達障害が明らかな場合もありますが，子どもの障害の受け入れは保護者にとってたいへん大きな問題です．歯科の診察の場面，特に初診の段階でいきなり発達障害の可能性を示唆されてしまうと，保護者自身が大きく混乱してしまう可能性があります．

　発達障害の可能性を説明する際には，説明を受けた保護者と子どもが，これからどうすればいいのか，その後のフォロー体制を十分に整えたうえで話さないと，不安を煽るだけで解決にならず，治療も進まなくなってしまいます．さらに，「今日はじめて会った歯科医師に何がわかるのか」と，歯科に不信感をもつ原因になってしまうこ

ともあります．

　発達障害を疑った場合には，何回か受診をしてある程度の信頼関係を築いてからアプローチするようにし，さらには発達障害の可能性を率直に説明するのではなく，「歯科治療に対する恐怖心が強く，本人にとってストレスになっているようですので，子どもの心理を専門に分析する臨床心理士やカウンセラーに相談してはどうですか？」「そのためには，まず小児科の診察を受けて紹介してもらうのがスムーズです」などと，あくまで歯科診療の場面での子どもの行動を改善するための提案として説明します．そして，小児科医には，発達障害を疑っているが，保護者にはまだその説明をしていないことを紹介状に明記しておくことが重要です．

基礎編　Ⅱ 診療の流れ

● 診断と治療の説明

　問診と診察が終了したら，必要に応じて X 線写真撮影などの検査を行い，口腔内の疾患の状態が明らかになった時点で，保護者に症状の説明を行います．

　説明はできるだけわかりやすく，専門用語は気をつけてつかうようにします．これは成人への歯科治療の説明とほぼ同様ですが，治療を受けるのは子どもであるため，その点に留意して疾患の状態，画像所見，今後起こりうる悪影響の有無，治療の内容，局所麻酔の必要性，抑制治療になる可能性，治療後の経過観察などについて順序よく十分に説明しましょう．最近は父母ともに仕事についている場合が多いので，何回くらい通ったら終了するのか，どのような用意が必要か（着替え等）の説明もあれば親切です．

　保護者への説明が終わって，治療を開始する同意が得られたら，今度は子どもに同じ内容の説明をします．これが小児歯科においては重要なポイントになります．できるだけわかりやすく，たとえ話などを駆使して，恐怖を与えず，歯科治療を子どもが受け入れられるように説明しましょう．

　どんなに頑張って説明しても伝わらないことはありますが，担当医としてできるだけわかりやすく説明しようとする様子を子どもは見ています．この繰り返しのなかで子どもとの信頼関係がすこしずつできあがりますし，保護者も真摯に向かい合う歯科医の姿に信頼を寄せるでしょう．さらに，保護者は説明を 2 回繰り返して聞くことになるので，治療に対する理解はさらに深まります．

1. 子どもの症状が思っていたよりも重症だった場合

　自覚症状を持って来院する成人と異なり，保護者が子どもの様子をみて受診している小児の初診では，保護者が思っていた以上に疾患が重症であったり，予測していたものと全く異なるものであったり，あるいは軽度で疾患とはいえないものであることもあります．
例：
- 矯正相談のつもりだったが齲蝕が多発していた，
- 歯がすこし着色していると思っていたら歯髄に達する重症齲蝕だった
- 歯並びが悪いので矯正相談のつもりで来たら埋伏過剰歯を指摘された
- ブラッシング指導を受けに来たつもりだったが，隣接面齲蝕が多発していた
- 口内炎だと思っていたら，歯槽膿瘍だった

　予想とは全く異なる診察結果に，保護者は驚き，不安になり短時間では納得できないこともあるでしょう．また，来院の主訴となった疾患よりも優先して行わなければならない治療もしばしば生じてくるものです．その疾患や症状が，受診後にはじめて指摘されて気づいたものであった場合，そこに十分な説明がないと，「希望とは全く違う治療を勧められた」と不

Note

治療費についての説明

　治療費については，6 歳未満の場合は乳幼児加算がありますので，成人あるいは 6 歳以上の小児治療よりも窓口での支払いが多くなる傾向にあります．現在，多くの市町村で乳幼児医療の助成があり，定額制あるいは無料の地域も多くなりましたので，それぞれの地域に合わせた説明もしたほうがよいでしょう．

満と不安でいっぱいになってしまうこともあります．

このようなときは，「保護者の見込みが甘かった」「気づくのが遅かった」わけではなく，歯科疾患は目に見える症状が「氷山の一角」であることが多いこと，保育園・幼稚園や学校などの集団健診では健全な状態といわれていても，詳細な検査によって齲蝕をはじめとするさまざまな疾患がみつかる場合もあることを説明します．そして，何か気になることがあった場合にすぐ受診することが大切であり，「今回はこの状態で気づいてよかった」と伝え，保護者を責めないように注意しましょう．

2. 子どもの症状が思っていたより軽度，あるいは疾患がなかった場合

逆に保護者は重大な疾患だと思って受診してみたらそうではなかった，ということもあります．号泣し大暴れの子どもの口腔内をなんとか診察をしたら特に治療の必要のないものだった場合は，「このくらいの症状で来院する必要はない」と言いたくなるのも無理のないことかもしれません．しかし，自覚症状があって受診する成人と異なり，親が子どもの様子をみて受診しているのですから，明らかな疾患ではなく，心配のあまり過敏になって来院されていることを前提に受け入れてください．

かかりつけ歯科医として小児を診察すると決めた以上，「なんでもなくてよかったですね．これからも何か気になることがあったら今回のように見せてください．診てみないとわからないことがたくさんありますから」という対応をしてもらいたいものです．

初診の際にこのような対応があれば，「この歯科医院は子どものことで困ったことがあればいつでも相談に乗ってくれる」という印象になるでしょうし，「このくらいで病院に来る必要はない」という説明になってしまうと，どれだけ穏便に対応したとしても「この病院に来るときには，間違いなく治療になるくらいでないと来てはいけないのだ」という印象になるでしょう．かかりつけ歯科医院としてはぜひ前者であってほしいものです．

● 初診は健康推進の第一歩

歯科医院への初診は，子どもの食生活やその他の生活習慣を改善するなど，子どもの健康維持に取り組む意欲を引き出すきっかけになる大事な機会です．その機会を作った保護者の行動を高く評価し，子どもに対する適切な関心を引き出す手助けをするのもかかりつけ歯科医の大事な仕事です．

落合　聡（おちあい小児歯科医院）

基礎編　Ⅱ 診療の流れ

02　子どもへの口腔保健指導

● かかりつけ歯科医の役割

　かかりつけ歯科医は，地域住民の口腔の健康を管理し，保健指導を行うことが大切な役割とされています．子どもへの口腔保健指導は，単に齲蝕予防のためばかりでなく，生涯にわたって自分の口腔の健康を守る意識を育てるためにも重要です．低年齢の時期には，まず保護者に口腔の健康の大切さを伝え，実際に保健指導を行うとともに，子ども自身にも口腔の健康のためには歯磨きが欠かせないことなどを伝えます．年齢が上がったら，歯や口の健康を守るためによい食生活をおくることや歯磨きが大切なことを子ども自身に伝え，その方法を指導します．子どもへの口腔保健指導は，子どもと歯科医療とのかかわりの入り口となり，かかりつけ歯科医と子どもとの大切な出会いの場となります．

● 子どもの1日の生活リズムと口腔内環境を評価する

　糖分を含んだ食事や間食・飲料などを摂ると，口腔内は一時的に酸性に

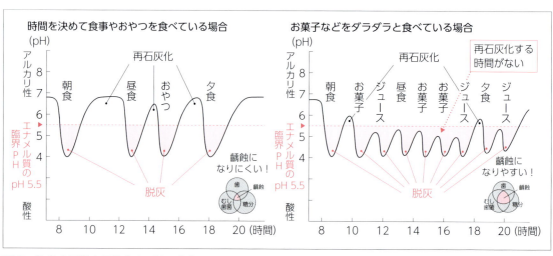

図1　飲食の回数と口腔内のpHの変化

傾きます．そのpHが元に戻るまでには一定の時間がかかるため，飲食回数が多いほど口腔内が酸性になっている時間が長くなります（図1）．糖分の多い間食や飲料を「頻回に」摂っている子どもでは，酸産生による歯の脱灰が続いて，再石灰化の機会が失われてしまいます．

Hint !

「齲蝕」「歯肉炎」は生活習慣から

小児期に起こりやすい口腔疾患である「齲蝕」や「歯肉炎」は，口腔細菌が関与する疾患ではありますが，食生活習慣や口腔清掃習慣などの生活習慣の関与も大きいものです．そして，そのコントロールのためには，細菌感染症としての捉え方よりは生活習慣病としての捉え方のほうが重要と考えられます．

口腔内診査によって歯の萌出状態や口腔清掃状態，齲蝕の罹患状態，歯肉炎の状態や歯列咬合のチェックなどを

行い，プラークの付着状態や齲蝕活動性についての客観評価を行います．さらに食生活の規律性や間食・飲みものの内容，歯磨きの実施状況などについても聴取を行って，疾患の背景を知り，問題点を整理してから，必要な対応や指導内容を検討します．

また，子どもの年齢や発達状況に応じて，保護者への指導と子ども本人への指導の比率をどうするかを決めていきます．

● 子どもへの口腔保健指導

1. まずは口腔の健康の大切さを教える

幼児には，まず食べる・話す・呼吸をする・感情を表すなどの「口のはたらき」を教えて，歯がないと食べたいものが食べにくかったり，発音がしにくいなど日常生活に支障がでることを伝え，口に関心をもってもらうことが大切でしょう．そして，口をきれいにする（歯磨きをする）ことが，齲蝕などの口腔疾患の予防に大切なことを伝えます．

学童期以上の小児では，ものごとの理解力が増してくるため，歯や口の役割や唾液のはたらきなど，より詳しい情報を伝えて，口の健康の大切さを認識してもらいます．また，歯や口の健康を守るために，食生活や歯磨きが大切なことを自覚してもらい，そのためには自分がどのような保健行動をとればよいかを考えてもらうことも必要でしょう．

2. 個別の指導が原則

子どもは，身体発育，精神発達ばかりでなく，歯の萌出や歯列・咬合の発育にも個人差が大きく，またそれぞれの子どもが育つ生活環境や保護者の考え方にも違いがあります．まずは年齢や発達状況に応じた指導を行うとともに，個々の状況に応じた対応・指導についても検討が必要です．

基礎編　Ⅱ 診療の流れ

3. 年齢（発達状況）に応じた対応

表　年齢（発達状況）に応じた食生活・歯磨きについての考え方と情報提供の内容

年齢	食生活（食べる機能）	歯磨き	その他
0歳	離乳の開始・進め方 乳歯の生え方と食べる機能	歯磨きの準備・導入 ガーゼ磨き	指しゃぶり・口遊びの大切さ おしゃぶり使用の考え方
1歳	離乳の完了・幼児食 間食・飲みものの摂り方	歯磨きの必要性 （保護者中心の歯磨き）	卒乳の考え方 ミュータンス菌の伝播
2歳	咀嚼機能の獲得 甘味飲料のコントロール	うがいの練習 保護者による仕上げ磨き	おしゃぶりの中止
3歳	乳歯列の完成と咀嚼の充実 間食の内容・与え方	子どもの歯磨きの練習 保護者による仕上げ磨き	指しゃぶりへの対応
4〜5歳	咀嚼機能の充実 甘味飲食物のコントロール	子どもによる歯磨き 保護者による仕上げ磨き	口腔習癖への対応
6〜8歳	切歯交換による影響 （咀嚼，口唇閉鎖，発音）	子どもによる歯磨き 保護者による仕上げ磨き （第一大臼歯の磨き方）	口呼吸と口唇閉鎖不全への対応
9〜11歳	側方歯交換による影響 （咀嚼，発音）	子ども中心の歯磨き 保護者によるチェック （萌出途上歯の磨き方）	歯並びのバリエーションに応じた磨き方
12歳〜	永久歯列の完成 （成人と同様の咀嚼力）	子ども中心の歯磨き （第二大臼歯の磨き方・歯肉炎の予防）	顎関節のトラブルへの対応

4. 口腔内状態に応じた対応

①齲蝕の少ない子どもへの保健指導

- まずは齲蝕がないこと，またはごく少数で初期齲蝕であることを伝え，子どもと保護者を褒めて評価します．
- ただし，現在の齲蝕のない（少ない）状態が，そのまま将来にわたって続くかどうかはわからないことも伝えます．
- プラークの付着状態や齲蝕活動性などの客観指標，問診による食生活や歯磨きの問題点などから齲蝕のリスクを判断し，生活習慣の改善や必要な予防処置について保護者に相談・指導します．

②齲蝕の多い子どもへの保健指導

- 口腔内状態や保護者への問診から齲蝕が多発しやすい原因を探ることが重要です．
- 子どもの日常生活（特に食生活）のパターンを知る必要があります．甘味飲食物の摂取回数が多い子どもでは，酸産生が続いて生じるため歯が脱灰しやすいことを理解してもらいます．
- 食生活の改善に加えて，口腔清掃習慣を改善することで，齲蝕のリスクが下がることを伝えます．

5. 指導記録とその保存

　口腔保健指導を効果的なものにするためには，指導記録の保管・管理も重要です．指導前と指導後の記録を比較することにより，改善点や今後の課題などをチェックすることができます．歯磨き指導も，プラークスコアなどの客観指標を記録しておくことで，改善状況を把握することができます．また，初期齲蝕や歯肉炎の状態を写真で記録することにより，定期健診時に以前の状態と比較して保健指導に活用することができます．保健指導に必要な生活習慣や歯磨きの状況，プラークスコア，指導内容などをチェックできる一定のフォーム（指導用紙）を作成し，カルテに残せるようにしておくと便利です（図2）．

井上美津子（昭和大学歯学部小児成育歯科学講座）

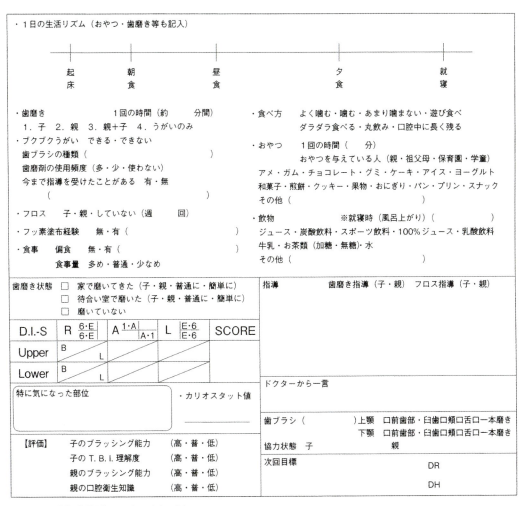

図2　口腔衛生指導の記録用紙の例

基礎編　Ⅱ 診療の流れ

03 子どもへの歯磨き指導

● 歯磨き習慣形成のステップ

1. 準備・導入の時期（0歳代）

- 乳歯の萌出前から，スキンシップの一環として，身体のマッサージなどをしてリラックスさせながら顔に触ったり，口の周りに触れたりして口腔への刺激に慣らしておく．
- 乳切歯の萌出しはじめの時期は，ガーゼや綿棒で清掃を行う．
- 乳切歯が生え揃ってきたら，歯ブラシでササッと磨いて歯ブラシの感触に慣らしていく．

2. 保護者中心の時期（1～2歳代）

- 乳臼歯が生えてきたら，歯ブラシによる清掃を主体に行う．
- 保護者による歯磨きの必要性を説明し，ポジションや磨き方を指導して，短時間で効率よく磨くように伝える．
- 食後が望ましいが，毎食後は難しい場合は夕食後から就寝前までの保護者に余裕がある時間帯に行ってもらう．
- ポジションは寝かせ磨き（図1）が適切であり，上唇小帯や頬，舌などのよけ方も保護者に指導するとよい（図2）．
- 子ども自身にはうがいの練習をさせる．

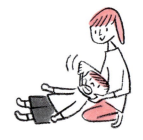

図1　寝かせ磨き

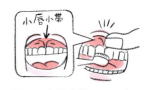

図2　上唇小帯のよけ方

3. 子ども本人への指導開始の時期（3～5歳代）

- 染め出しにより口の中の汚れの状態を子どもに見せた後，歯磨きで汚れが落ちることを教えて，子ども本人に歯の磨き方（歯ブラシの持ち方，動かし方など）を指導する．
- フロスの使用も習慣づけていく（はじめは保護者が行う）．
- 歯ブラシをくわえたまま立ち歩かないなど，安全に配慮した歯磨き指導を行う（事故予防に配慮した歯ブラシも開発されている，図5，6）．
- 子どもには食後，または朝晩の歯磨きを習慣づけ，1日1回は子どもが磨いた後に必ず保護者に仕上げ磨きを行ってもらう．
- 食後に歯磨きができないときや間食後はブクブクうがいを行ってもらう．

4. 自立にむけての指導と保護者のフォローの時期（6〜11歳代）

- 子ども自身への指導を中心に行う．手指の巧緻性が高まるため，ペングリップや毛先の使い方などを指導する．
- 永久歯への交換に伴い歯並びの個人差が大きくなるため，歯並びに応じた磨き方（歯ブラシの当て方，動かし方など）を工夫してもらう．
- フロスの使用も本人に指導する．
- 保護者には，低学年では仕上げ磨き，高学年では歯磨きのチェックを行ってもらう．

5. 自立・自律の時期（12歳〜）

- 子どもに「自分の健康は自分で守る」という意識をもってもらうことが重要．
- 習慣として行うだけでなく，歯磨きを何のために行うのかを自覚して，口腔の清潔，口臭の予防，齲蝕・歯肉炎の予防などを意識して実施してもらう．
- 歯磨き指導では自分の口腔内状態に合わせた歯磨きの方法を工夫してもらう．

● 歯磨きを嫌がる子どもへの対応

1. 痛くて嫌がる

　力が強すぎて痛みを与えている可能性があるため，保護者の歯ブラシ圧を料理用スケールなどでチェックしてもらうとよいでしょう．200〜250gくらいが適当です．また，上唇小帯をしっかり排除することや（図2），よく見えないまま磨くと歯肉を直接磨いてしまって痛いので，頬をよけて磨くことなどを指導します．

2. 磨かれるのを嫌がる

　歯ブラシの感触を嫌がる子どもには，ガーゼ磨きの後に自分で歯ブラシを持たせていっしょに磨くことですこしずつ慣らしていくとよいでしょう．寝かせることや抑えられることを嫌がる子どもには，立たせたまま保護者が椅子に座って後ろから磨くなどの態勢の工夫をします．すぐ飽きて嫌がる子どもには，話しかけたり音楽を聴かせることで気を紛らわせたり，砂時計・タイマーなどを使って時間の見通しをつけることが効果的です．

> **Note　第一大臼歯，第二大臼歯の歯磨き指導**
>
> 　前方の歯より低位にある萌出途上の時期には，前方から歯ブラシを入れても上手に磨けないため，歯ブラシを口角の方向から入れて1本だけ磨きます（図3, 4）．萌出開始から咬合位に達するまで1年以上かかるため，この時期にはかかりつけ歯科で定期的に磨き方のチェックや予防処置を行うことが勧められます．

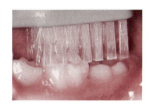

図3　萌出途上の第一大臼歯は前方からでは歯ブラシを当てにくい

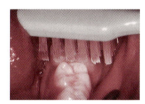

図4　萌出途上の第一大臼歯は横から歯ブラシを入れて磨く

● 歯ブラシの選び方

1. 仕上げ磨き用

　保護者が使う歯ブラシは，植毛部は乳幼児用に小さいサイズ（乳前歯2本分くらい）で，把持部は大人が握りやすいように長めのものにします．
　導入時は少し軟らかめ（S），乳臼歯萌出後は普通の硬さ（M）のものを選ぶとよいでしょう．

2. 本人用（幼児用）

　幼児本人用の歯ブラシは，植毛部は小さめ（乳臼歯2本分くらい），把持部は握力のない幼児でも握りやすいようすこし太めで短いものにします．最近は，幼児期の歯ブラシによる事故防止のために，ガード付きの歯ブラシや力が加わると柄が曲がる歯ブラシが開発・販売されてきています（図5，6）．

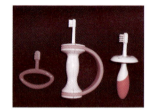

図5　安全性に配慮した幼児用歯ブラシ

3. 本人用（学童以上）

　学童期以降の本人用歯ブラシは，小児用または大人用のものから口のサイズや本人の磨きやすさに合わせて選ぶとよいでしょう．さまざまな植毛部の形態の歯ブラシが市販されていますが，基本はシンプルな形態のものを選び，通常の歯ブラシで届きにくい部位にはタフトブラシやフロスを併用してもらうとよいでしょう．

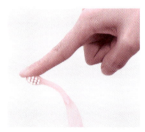

図6　柄が曲がる歯ブラシ
(EX kodomo F，ライオン歯科材)

4. 電動歯ブラシ

　電動歯ブラシを使用しても，ブラシの毛先がきちんと当たっていないと刷掃効果が発揮されないので，適切な大きさのブラシヘッドを選択することやブラシの当て方などの指導が必要です．

● デンタルフロスの使用

　小児の齲蝕が全体的に減少するなかで，隣接面齲蝕の占める割合が増加しています．乳歯列期からフロスでの清掃の必要性を伝え，指導していく必要があります．

1. ホルダーつきフロス

　保護者が実施する場合や幼児や小学校低学年の小児が自分で行うときには，ホルダーつきのものが使いやすいでしょう（図7）．のこぎりをひくように静かに歯間部に挿入し，歯面に沿わせて引き出しながら隣接面の清掃を行います．

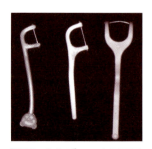

図7　ホルダーつきフロス

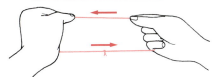

図8 糸巻きタイプのフロスの使い方

2. 糸巻タイプのフロス

年齢の低い子どもには使用が難しく，小学生くらいから使えるようになります．低学年では輪にして，高学年では指に巻いて使用するやり方を指導するとよいでしょう（図8）．ホルダーつきのものを継続使用してもかまいません．

● 歯磨剤の使用と選び方

保護者中心の歯磨き時には，歯ブラシをコップの水ですすぎながら磨くため，歯磨剤は不要と思われます．幼児期にも必ず使わせるべきものではありませんが，子どもが好みの味や香りを選ぶことで歯磨きへの意欲が高まることも多いので，そのような場合にはごく少量用いて軽くうがいをさせます．また，フッ化物配合歯磨剤を齲蝕予防のために早期から用いたいという場合には，まず歯ブラシだけで磨いた後に歯磨剤をつけて全体を軽く磨き，軽くうがいをさせるか，ふきとります．

学童期以降の小児には，フッ化物配合歯磨剤を積極的に勧めてもよいでしょう．

歯磨剤の選び方と保護者への注意

幼児期には，味や香りが子どもに合うものを選びますが，おいしいからと食べてしまわないよう，きちんと保管するように保護者に伝えます．齲蝕予防の面からはフッ化物配合の歯磨剤が勧められますが，毎回飲み込んでしまうと歯のフッ素症のリスクがあるため，幼児期はやや低濃度のフッ化物配合歯磨剤を少量用います．学童期には950ppmの歯磨剤を植毛部の半分くらいの量用います．

フッ化物の効果を高めるためには，最初は歯ブラシだけで汚れを落としてから歯磨剤をつけて磨いた後，10mL程度の水で5秒程度ブクブクうがいをして口の中の隅々までいきわたるようにして吐き出します．

最近では1,450ppmの高濃度フッ化物配合歯磨剤が日本でも認可されており，永久歯の齲蝕予防に効果が期待されています．ただし，高濃度のものは，6歳未満の子どもには使用を控えること，6歳未満の子どもの手が届かないところに保管するよう周知が図られています．

井上美津子（昭和大学歯学部小児成育歯科学講座）

基礎編　Ⅱ 診療の流れ

04 齲蝕の予防

● 歯科医院で行われる齲蝕予防

1. 歯口清掃指導

子どもの発達年齢に応じて，保護者や子ども本人に対して，家庭での歯口清掃習慣の大切さを伝え，適切な回数や時期，具体的な清掃方法の指導を行います（p.34〜基礎編　Ⅱ 診療の流れ「03 子どもへの歯磨き指導」参照）．

2. 食生活指導

子どもの日常の食生活習慣や間食・飲料の内容を聴取して，どこに問題があるのかを保護者や子どもとともに考え，改善策を検討し，間食や飲料の適切な摂り方などをアドバイスします（p.41「Hint」参照）．

3. シーラント（窩溝塡塞）

乳臼歯や幼若大臼歯・小臼歯の小窩裂溝部の齲蝕予防のためにシーラントを行います（p.82〜実践編「01 健全な歯への齲蝕予防」参照）．適切な時期にシーラントを実施することで，効果的に小窩裂溝齲蝕の予防を図れます．上顎切歯の深い舌面小窩にも適用が勧められます．

4. フッ化物の応用（塗布，洗口の指導）

乳切歯が生え揃う1歳ごろから，歯科健診とともにフッ化物の歯面塗布をかかりつけ歯科医院で受けることが推奨されており，子どもの齲蝕リスクに応じて3〜6か月くらいの間隔で行います（p.82〜実践編「01 健全な歯への齲蝕予防」参照）．また，4歳を過ぎたら，乳臼歯の隣接面や萌出直後の幼若永久歯の齲蝕予防のためにフッ化物での洗口を勧め，保護者が希望すれば洗口方法を指導します．

5. PMTC（機械的歯面清掃，professional mechanical tooth cleaning）

ブラシコーンによる機械的な歯面清掃も，家庭での保護者や子ども本人による歯面清掃では磨き残しやすい部位や着色部などを中心に，定期的に実施すると効果的です．乳歯や幼若永久歯には過度な機械的歯面清掃は勧

められてはいませんが，磨き残しや着色などを取り除くことで歯磨きの効果を高めます．

● 家庭で行う齲蝕予防

1. 歯磨き（ブラッシング，フロッシング），うがいの実施

保護者には，乳児期からのガーゼ磨きを指導し，1歳ごろからはブラッシング（仕上げ磨き）を実施してもらいます．子ども本人には，2歳ごろからうがいの練習をし，3歳ごろからはブラッシングを実施してもらい，保護者に仕上げ磨きをするように伝えます．フロッシングは，乳臼歯の萌出が完了する3〜4歳ごろから実施が必要となります．

2. 食生活の工夫

食生活の面では，3回の食事を規律的に摂取することで生活のリズムを整え，間食や飲料のシュガーコントロールを図ることで齲蝕の発生を予防します．1日の生活のなかで，食事や間食，含糖飲料の摂取頻度を図示してみると，頻回にこれらを摂取した場合には歯磨きではカバーできないことがわかります (p.30, 図1参照)．

3. フッ化物の応用（洗口の実施，フッ化物配合歯磨剤の使用）

家庭におけるフッ化物の応用としては，フッ化物配合歯磨剤の利用やフッ化物溶液での洗口の実施があります．また，低年齢児用には，スプレータイプの低濃度フッ化物 (p.86, 図9) も市販されています．

井上美津子（昭和大学歯学部小児成育歯科学講座）

> **Note**
> **高濃度フッ化物配合歯磨剤の応用**
> わが国では，従来は歯磨剤へのフッ化物の添加は1,000ppmまでしか認可されていませんでしたが，2017年に1,500ppmまで認可され，市販されています．小学校高学年や中学生以上には効果的と思われます．ただし，6歳未満には原則使用しません．

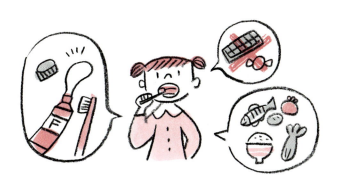

基礎編　Ⅱ 診療の流れ

05　歯周疾患の予防

　多くの場合，小児の歯肉炎は清掃不良に起因した不潔性のものです（図1）．歯肉炎を予防できるかどうかは齲蝕以上に毎日の歯口清掃が大きく影響すると考えられます．しかし，不潔性とはいっても必ずしもブラッシング習慣の問題とは限りません．鼻炎やアデノイド肥大，口蓋扁桃肥大など，耳鼻科領域の疾患によって鼻呼吸が困難な場合，口呼吸のために口腔内が乾燥しやすく，その結果不潔性の歯肉炎を生じている場合もあります．このような子どもでは，頑張って歯磨きをしてもなかなか改善しない場合も少なくありません．

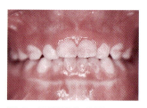

図1　不潔性歯肉炎

　したがって，歯周疾患の予防を考えるときには，汚れた口腔内を清潔にする手技を指導することに加えて，いかに汚れにくい口腔内環境を獲得できるか，言い換えれば口腔内の自浄作用をどのように促すかも，指導のポイントの1つに加えて対応します．

　また，小学校高学年から中学生になると歯周ポケットが深くなる子どもが徐々に増えてくるという報告もあります．歯肉炎から歯周炎への進行を防ぐという点でもこの時期の予防指導は重要です．

● 歯科医院での歯周疾患の予防法

1．歯口清掃指導

①ブラッシング指導

　齲蝕予防への指導とほぼ同様ですが，特に歯肉辺縁部，歯間乳頭部等，歯肉炎の好発する部分のケアを重視して指導します．スクラッビング法，フォーンズ法を基本として，歯肉のマッサージも同時に行うよう説明しましょう．また，ブラッシングについては保護者への指導も重要です．低年齢児では，仕上げ磨きの必要性を説明します．学齢期では，永久歯への交換によって歯列の状態もさまざまなため，子どもの口腔内状態，歯並びやプラークの残りやすい部位に応じた指導が必要です．染め出しにより，磨き残しの部位を確認してもらい，その子に合わせた磨き方を指導します．

②フロッシングの指導

　ブラッシングに加えて，フロスを用いた隣接面と歯間乳頭部の清掃（フロッシング）も重要です．齲蝕・歯肉炎の両方の予防の面からもフロッシングの習慣は身につけておきたいものです．低年齢の子どもの場合には，ホルダーつきのフロスを用いたほうが効率よく行うことができます (p.36〜参照)．

　その際には，大人用のフロスのホルダーでは大きく開口しないと臼歯部の隣接面に入りにくいことが多いため，子ども用を使いましょう．

③機械的歯面清掃 (PMTC, professional mechanical tooth cleaning)

　定期診査ごと，あるいは治療開始前に機械的な歯面清掃を行います（図2）．これによって，家庭でのブラッシングでは除去しにくい堆積したプラーク，付着物や着色等を除去します．子どもと保護者に「歯は磨けばきれいになる」ことを再認識してもらい，毎日の家庭でのブラッシングへの意欲を引き出していくための手段として取り入れましょう．

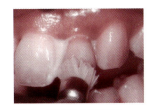

図2　機械的歯面清掃

2. 食生活の指導

　子どもの食生活は乳児期から思春期までそれぞれのステージによって異なるため，各ステージに合った食生活についてアドバイスしましょう．

　食生活の状況，特に間食や飲料の摂り方によって，プラークの付着状態も変わってきます．甘味飲食物や歯に付着しやすい食物の頻回摂取はプラークの付着を高めるため，齲蝕予防のみならず歯肉炎の予防のためにも食生活指導は大切です．

　幼児期は，保護者に規律性のある食生活の重要性を伝え，甘味飲食物の摂取時間や回数について考えてもらいます．学齢期には，子ども本人に食生活とプラークの付き方の関係をわかりやすく説明しましょう．

3. 口呼吸への対応

　鼻づまり，アデノイド肥大等があると鼻呼吸が困難になり，口呼吸となります．口呼吸によって口腔内の乾燥が生じると，口腔内の自浄作用が低下し，歯肉の腫れも生じやすくなります．したがって，口呼吸は歯周疾患の罹患や悪化を助長する大きな原因であることは明らかです．

　鼻づまりに気づいたら耳鼻咽喉科を受診するように勧めましょう．耳鼻咽喉科に紹介するときには，耳鼻科医に対して，口腔内の乾燥が問題であることを明白に伝えるために紹介状を作成することが重要です．

　また，耳鼻咽喉科に通院しても簡単には口呼吸が改善しない場合には，就寝前等に保湿剤入りの歯磨剤を用いて，できるだけ口腔内が乾燥しないよう対応することも大切です．

> **Hint　良好な食生活習慣を身につけるには**
>
> 　良好な食生活習慣を身につけることができるかどうかは，子どもが低年齢であるほど親の理解と行動力にかかっています．低年齢のうちに身につけた食生活がそのまま習慣となりやすいので，この点を十分に伝えていきましょう．
>
> 　乳幼児期に身につけるべき食事に関する習慣は「規則正しく食事を摂ること」です．具体的には食べる時間と場所を決めることが重要です．この習慣を身につけることによって，別のことをしながら，あるいは惰性で何かを食べて時間を費やすことがなくなるため，少ない回数のブラッシングでも口腔内の自浄作用を促し，清潔な口腔内を維持することができます．

鼻呼吸でができても，習慣性に口呼吸がみられる場合には，口唇閉鎖を促して鼻呼吸を促進するなどの対応が必要です（p.168参照）．

● 家庭での歯周疾患の予防法

1．歯磨きの習慣

　指導された方法で毎日最低 1 回は丁寧に磨くことを習慣にしてもらいましょう．ブラッシングを行う時間は就寝前が理想的ですが，就寝前に時間を限定して指導すると，「就寝前にうっかり磨き忘れてしまった」「眠くて機嫌が悪くうまく磨けなかった」「磨こうと思ったらすでに寝ていて磨けなかった」といったことが起こりがちです．そのため，「保護者の手があいているとき，子どもの機嫌がよいときなど，いつでもかまわない」という指導が現実的でしょう．

　仕上げ磨きについては，子どもが歯ブラシを自在に扱って，見えない部分も磨くことができるような感覚と技術が身につく時期まで，具体的には，「子どもが一人で入浴し，全身をきれいに洗うことができる能力が身につくまで」と説明しましょう．年齢的にはだいたい 10 歳ごろ，小学3～4年生ごろが 1 つの目安になります．

> **Hint！　歯磨きはいつでもかまわない？**
>
> 　朝起きたとき，朝食後，昼食後，夕食後など歯磨きをしたほうがよいと思える時間はもちろん，発想を変えて食事の直前でもかまいません．それまでの汚れを除去してすっきりした状態で食事を摂ることでも毎日の歯磨き習慣がつくのであればそれもよいでしょう．この指導では磨いた後にすぐに歯が汚れてしまいますが，食後にプラークが形成され，歯の脱灰を生じるまでには 24 時間かかるため，食後の汚れは翌日に除去すれば問題ないと考えましょう．こういった自由度のある習慣づけから行って，だんだん口腔衛生への関心が高まるのを待ちましょう．
> 　「いつでもいいから毎日磨く」，という歯磨きの習慣が身についた家庭の様子をみると，結局は就寝前に磨いていることが多いものです．これは習慣が身につくと，より効果的に行いたい，という意識が芽生えるからだと思われます．

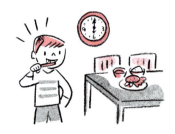

2. 食事の摂り方

　家庭によって起床する時間，日中に親子がいっしょに過ごせる時間，就寝する時間など，生活のサイクルに違いがあります．したがって，食事も一概に時間を設定することは困難ですが，「時計を見ながら食事をする」つまり，いつ食事を摂るのかを決めることは食事を規則正しく摂るために重要です．すると，多少の誤差が生じたとしても，前回の食事からどのくらい時間がたっているのか，次の食事まであとどのくらいの時間があるのかを確認でき，間食の回数や量を抑えることができます．

　また，食べる場所を決めることで，食事に集中しやすく，また食べる意欲もでてきます．遊びながら，歩きながら，布団の上に寝ころびながらなど，どこでも食べる習慣がつくと，食生活は不規則になります．一見，口腔内の環境とは関連がないように思われますが，これらを習慣づけることで，口腔内の自浄作用が促されることが期待でき，歯周疾患の予防へと結びついていきます．

落合　聡 （おちあい小児歯科医院）

06 乳歯列から永久歯列への交換

● 歯の交換の問題

1. 早期萌出

　平均的萌出時期よりも早く萌出する場合をいいます（「Note」参照）．乳歯の根尖病巣が，永久歯の早期萌出の原因の1つです．

　乳歯根尖病巣によって歯槽骨が大きく吸収されている場合，後継永久歯は早期に歯冠を露出させることがあります（図1）．早期萌出した永久歯は根が著しく未完成で，エナメル質には石灰化不全を認めることがあります（図2）．早期萌出の場合，消炎を試み，局部を安静にして経過観察を行います．通常は，次第に歯根が形成され安定します．乳歯が残存している場合は，後継永久歯の発育状態を観察して乳歯抜歯の時期を決めます．

> **Note**
> 大まかな歯の交換（萌出）時期
> 中切歯　　小学校1年生
> 側切歯　　　　　2年生
> 犬歯　上顎　　　5年生
> 　　　下顎　　　3年生
> 第一小臼歯　　　4年生
> 第二小臼歯　　　5年生
> 第一大臼歯　　　1年生
> 第二大臼歯　　　6年生

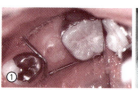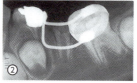

図1　早期萌出
①第二小臼歯の早期萌出
②X線写真から根の未完成と石灰化不全が認められる

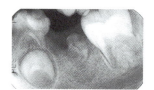

図2　早期萌出により未熟な第二小臼歯

2. 萌出遅延

　歯の萌出が遅いかどうかは，反対側同名永久歯が萌出してからどれくらいの時間が経過しているかが目安になります．X線写真検査によって，後継永久歯の歯根形成状態を確認することが大切です．歯根が未完成の場合は，今後も萌出（歯胚の移動）の可能性がありますが，歯根が完成している場合は，萌出の可能性はありません．また，全身疾患が原因となって萌出遅延がみられる場合があります（「Note」参照）．

3. 局所異常による永久歯の萌出遅延

　過剰歯，歯牙腫などが存在すると，永久歯は萌出を阻害され，萌出遅延や埋伏歯となることがあります（図3）．歯肉の肥厚，外傷による歯胚の

> **Note**
> 永久歯の萌出遅延が見られる全身疾患
> 1. 内分泌障害（甲状腺機能低下症，副甲状腺機能低下症，下垂体機能低下症）
> 2. くる病
> 3. 先天性梅毒
> 4. ダウン症候群などの先天異常
> 5. 鎖骨頭蓋異骨症
> 6. 大理石骨症
> 7. 無汗型外胚葉異形成症

損傷，囊胞なども萌出遅延の原因として考えられます（図4）．

過剰歯はできるだけ早期に摘出するのが原則ですが，患児の年齢（治療に対する協力度），永久歯胚の歯根形成状態などを考慮して，摘出時期を決めます．上顎前歯部の過剰歯摘出手術は，一般的に7～8歳であれば耐えられ，永久歯胚の歯根も1/2以上はできています．先行乳歯の抜去時期が早すぎると，歯槽骨が永久歯胚上に厚く修復されるため，永久歯の萌出は遅れるので注意します．

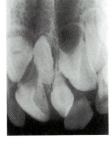

図3　過剰歯

交換期乳歯の抜歯基準

①反対側同名永久歯がすでに萌出しており，当該永久歯の萌出が遅れている場合
②交換期乳歯の動揺により歯肉に炎症が認められ，疼痛を訴える場合
③後継永久歯の萌出位置が異常な場合
④咀嚼障害などが認められる場合
⑤咬合誘導上必要がある場合

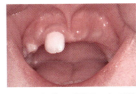

図4　歯肉の肥厚による萌出遅延

永久歯の萌出異常

1．異所萌出

乳歯に根管治療を行った場合，歯根吸収が生理的に行われず，後継永久歯は萌出位置を変えることがあります．

歯列弓後縁部歯槽骨の発育が悪いと，第一大臼歯の近心傾斜が強くなり，第二乳臼歯歯根遠心面を吸収することがあります（図5）．犬歯の萌出方向が不適切な場合，側切歯歯根を吸収することがあります（図6）．

下顎前歯部では，乳歯の舌側に後継永久歯が萌出します（エスカレーター式交換）．乳歯の脱落時期が遅くなる場合には，乳前歯の抜歯を行います．

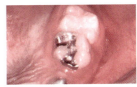
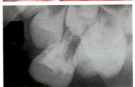

図5　第一大臼歯の異所萌出による第二乳臼歯の歯根吸収

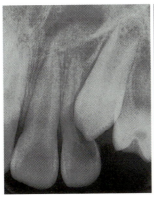
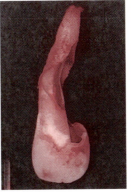

図6　犬歯の異所萌出による側切歯の歯根吸収

2. 埋伏歯

埋伏歯はどの歯種にも見られますが，小児では上顎前歯や犬歯に多く見られます．乳歯根尖病巣によって歯胚が捻転や回転を起こしたり，外傷などで歯胚に外力が加わった場合，歯の形成が異常となり埋伏することがあります（図7）．

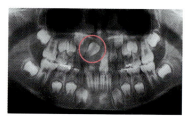

図7 　1｜の埋伏

● 歯列不正の兆候

1. 乳歯列期—乳歯列の生理的歯間空隙の総和から見た永久前歯の予測

1) 歯間空隙が0mmの場合：永久歯列の約70％が叢生歯列
2) 歯間空隙が約3mmの場合：永久歯列の約50％が叢生歯列
3) 歯間空隙が約6mmの場合：永久歯列は叢生になる可能性が低い

乳歯列の前歯部反対咬合や臼歯部交叉咬合を放置すれば，永久歯列もその形態を受け継ぎます．乳歯列期に不正を修正し，口腔周囲組織の発育を正しい方向に誘導することが大切です．乳歯列期に不正を改善しても，永久歯列では不正が再発する可能性もあります．

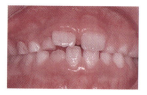

図8 生理的な正中離開（みにくいあひるの子の時代）

2. 混合歯列期

第一大臼歯に萌出方向の異常が認められれば，大臼歯部のディスクレパンシーが疑われます．

前歯部では，みにくいあひるの子の時代（ugly duckling stage）と異常な正中離開との区別が大切です（図8，9）．正中離開が3mm程度で，離開の原因となる正中埋伏過剰歯，上唇小帯異常，側切歯の矮小や先天欠如などがなければ，経過観察を続けます．側切歯の萌出によって，正中離開が徐々に短縮する傾向が見られなければ，機械的閉鎖を考えます．

上下顎中切歯，側切歯の萌出が完了していれば，側方歯群長の予測が可能です．モイヤースの混合歯列分析法，小野の回帰方程式を用いる方法などがありますので，他書を参考にしてください（「Note」参照）．

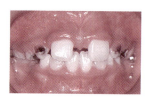

図9 異常な正中離開

Note
モイヤースの混合歯列分析法
口腔内に比較的早く萌出する下顎4前歯群から，将来萌出する上下顎の側方歯群を統計学的に予測し側方歯群の萌出余地の過不足を算出しようとする方法
（歯学生のための歯科矯正学．医歯薬出版，1992．）

3. 専門医との連携

歯列や咬合に明らかな問題がある場合，かかりつけ歯科医は矯正歯科や小児歯科の専門医を紹介します．互いに理解し合える専門医をもつことは，かかりつけ歯科医の機能を高くし，地域住民の信頼を得ることになります．

歯列や咬合の異常は，成長発育と関連するため，専門医にとっても早期からの観察が必要となります．診断も含めて，相談のための受診を勧めてください．

Note
小野の回帰方程式
日本人の経年歯列模型に基づき，永久4切歯から未萌出永久側方歯群の歯冠近遠心幅径の総和を推定する方法

進士久明（しんじ歯科クリニック）

| 基礎編 | Ⅱ 診療の流れ |

07 | 歯列・咬合異常を "診る" ための基本

"適切な対応" が意味するもの

　小児齲蝕の減少に伴い，小児歯科医療に対する社会的要求も変化し，現在では健全な咬合と口腔機能の育成がその中心になりつつあります．かかりつけ歯科医においても，小児期にみられる歯列・咬合異常への適切な対応が求められています．ただし，適切な対応とは，適切な治療のみを意味しているわけではなく，歯列・咬合異常の「スクリーニング」「経過観察」「早期治療」さらには「各専門医との医療連携」について正しく理解することが大切です．

歯列・咬合異常のスクリーニング

　かかりつけ歯科医における小児の歯列・咬合異常の早期発見のためには，口腔内診察（視診）によるスクリーニングが適切な対応の第一歩といえます．地域で暮らす子どもたちに対して，かかりつけ歯科医によるスクリーニングが正確に行われるかどうかが，その後の咬合育成に大きな影響を与えることになります．

　歯列・咬合の異常についてのスクリーニングでは，医療連携を念頭に整合性のとれた指標を用いることが重要です．乳歯列期では 3 歳児歯科健康診断における不正咬合の判断基準（図 1）[1]，混合歯列期では学校歯科健診で実施されている歯列・咬合判定基準を用いることをお勧めします．

---

❶ 反対咬合　前歯部の連続した 3 歯以上の逆被蓋
　　　　　　　3 歯未満の前歯部の逆被蓋は前歯部交叉咬合とする
❷ 上顎前突　オーバージェット 4mm 以上
❸ 過蓋咬合　オーバーバイト 4mm 以上（下顎前歯が上顎前歯に覆われて見えない）
❹ 開咬　　　上下顎前歯切縁間に垂直的にわずかでも空隙のある者
❺ 叢生　　　隣在歯がすこしでも重なり合っている者
❻ 交叉咬合　左右どちらかでもある者

図 1　3 歳児歯科健康診断における不正咬合の判断基準[1]

学校歯科健診において歯列・咬合異常がみられ治療が必要とされる咬合判定「2：専門医（歯科医師）による診断が必要（要精検）」を図2～6に示します（これ以外にも，過蓋咬合，交叉咬合，鋏状咬合なども見落としてはいけません）[2]．スクリーニングの結果によって，さらなる対応が求められます．

歯列・咬合異常の経過観察

スクリーニングによって，歯列・咬合異常が疑われた場合や，治療を要する程度の異常がある場合においても，特に低年齢児などでは「経過観察」という選択肢がとられることがあります．

臨床における経過観察の基本は"変化を捉える"ことであるともいえます．ある問題に関して，経過観察を行うと判断した場合，最初の状態を把握し，その後の変化（改善・不変・悪化）を正確に捉えていく．つまり"点"ではなく"線"で捉えることが重要となります（図7）．また，経過観察とは治療開始のスタンバイ状態であるべきで，治療方針が立たないことによる先送りは放置と同じことにもなりかねません．責任ある経過観察が行えないと判断した場合は，すぐに専門医へ紹介すべきだと考えられます．

> **Hint**
> **「経過観察」についての説明**
>
> 「しばらく様子をみましょう」と患者さんや保護者に説明することがありますが，それだけでは不十分です．図7に示す変化（改善・不変・悪化）のそれぞれに対してどのような対応をするのかを事前に十分に説明する必要があります．

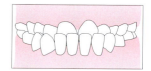

図2　下顎前突
前歯部2歯以上の逆被蓋※

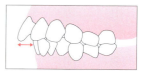

図3　上顎前突
オーバージェットが7～8mm以上※

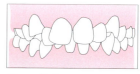

図4　叢生
隣接歯が互いの歯冠幅径の1/4以上重なり合っているもの※

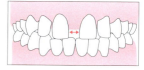

図5　正中離開
上顎中切歯間の空隙が6mm以上※

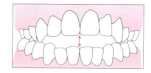

図6　開咬
上下顎前歯切縁間の垂直的空隙が6mm以上．ただし萌出が歯冠長の1/3以下のものは除外※

※学校歯科検診における咬合判定「2（要精検）」の基準

> **Note**
> **学校歯科における歯列・咬合判定**
>
> 歯列・咬合異常がみられ専門医（歯科医師）による診断が必要な咬合判定「2（要精検）」以外に，定期的な観察が必要な「1（要観察）」，そして「0（異常なし）」があります[2]

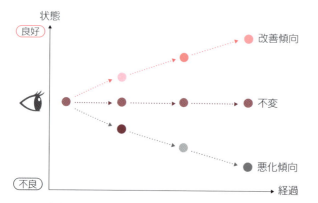

図7　臨床における経過観察の概念図

● 歯列・咬合異常における早期治療

　歯科における「早期治療」とは，成長発育期に歯列・咬合の不正要因にアプローチすることによって，顎顔面の成長発育を正しく誘導することを意味しています．そして，乳歯列期から混合歯列期における治療のみを行う「Ⅰ期単独治療」と，永久歯列期のⅡ期治療までを行う「2段階治療」があります．また，早期治療はその目的別に予防矯正，抑制矯正，本格矯正という用語で表現されることもあります．

　予防矯正治療とは，乳歯列期から混合歯列期にかけて不正咬合になりつつある状況が進行しないように，保隙や口腔機能の改善指導を行いながら，正常咬合に導くことです．

　抑制矯正治療とは，すでに発現してしまっている不正咬合において，その不正要因を取り除き，口腔機能の改善をはかるとともに，顎顔面の成長発育を正常な軌道に戻すことです．具体的には，萌出スペースの獲得から顎間関係の改善までを含み，早期治療の主体をなすものです．

　本格矯正治療とは，永久歯列期に入り，不正咬合が完全に発現した後から開始する治療です．これらはマルチブラケット法による治療が中心となります．

早期治療は簡単ではない

早期治療は将来の顎顔面の成長を見据えて慎重に行われるべきであり，最終的には本格矯正までの知識と技術が求められます．さらに，顎変形症など骨格的に大きな問題がある場合には外科的矯正治療が検討され，専門医への紹介が必要となります．

● 早期治療の問題点

　近年，矯正治療を受けた保護者世代の増加によって，子どもへの治療のニーズも増加し，かかりつけ歯科医においてもさまざまな早期治療が行われるようになりました．しかし一方で，海外の学術論文や国内の学術団体のなかで上顎前突の早期治療における否定的見解が示されるようになり，かかりつけ歯科医による早期治療のトラブル事例がマスコミ等でも取り上げられるようになりました．

　上記の見解や事例があらゆる早期治療にまで否定的な印象を与えてしまう風潮にあることは憂慮すべきことですが，これまでもてはやされてきた安易でブラックボックス的な治療法を見直し，一方で疎かにしてきた検査・分析・診断の基本を大切にした治療法にもっと目を向けるべきであると考えられます．

Note
ブラックボックス化する早期治療

　既製のマウスピース式矯正装置がどのような歯列・咬合の問題にどのように作用するかについての十分な理解がないまま，ただ上顎前歯が出ているからとか，逆被蓋だからという表面的な理由によって使用することは，安易でブラックボックス的な治療といわざるをえません．かかりつけ歯科医でも十分な検査・分析・診断に基づく治療法を選択すべきであり，自院で対応できない場合は専門医への紹介が必要です．

基礎編　Ⅱ　診療の流れ

早期治療によるトラブル

叢生症例などにおいて非抜歯治療をかかげた可撤式床拡大装置（いわゆる床矯正，図8）による治療が増えています．床拡大装置によって本来の適応を超えた無理な歯列弓の側方拡大を行うと，後戻りしやすいだけでなく，顎間関係に重大な悪影響を及ぼす可能性があります．

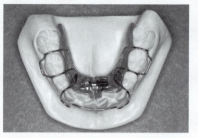

図8　下顎用の可撤式床拡大装置

● 早期治療で求められること

一般に，あらゆる医療行為はゴールまでの見通しを立てて開始すべきですが，早期治療のゴールは遠く，見通しも立ちにくいため，継続的な経過観察を含め慎重な判断の下で始められなければなりません．早期治療を行う基本姿勢として，十分な検査に基づいて分析・診断を行い，治療の難易度を把握したうえで最終的な永久歯列咬合の完成まで管理責任をもつことが求められます（図9）．

また，その後の永久歯列期での治療や小臼歯抜歯等が不要となる保証はできないことを認識し，それらを踏まえ，患者や保護者に対して治療内容，期間，費用について事前に説明して，合意を得た場合にのみ治療を開始すべきです．

検査	診査項目……質問票，医療面接，口腔内外の診査，印象採得，咬合採得，写真撮影，X線写真撮影など
▼	
分析	診査項目のなかから，患者の歯列・咬合異常を表している要素（問題点）を抽出する
▼	
診断	治療を行ううえで重要な特徴的要素に整理・統合を行う
▼	
治療計画の立案	治療の結果予測に基づいた対応法を複数準備し，患者，保護者との話し合いによって治療方針を決定する
▼	
治療計画の再評価	動的治療開始後，定期的に治療経過の評価を行う．治療効果を客観的に示せない場合は計画の再検討を行う
▼	
治療終了	動的治療を終了してもよいと判断し，患者および保護者が同意すれば，終了検査を行う
▼	
保定	保定については治療時期や内容によってその期間が異なるが，通常，動的治療期間以上の保定を行う

図9　早期治療で求められる診査〜治療〜保定までの流れ

各専門医との医療連携

かかりつけ歯科医にとって早期治療の難易度を把握することは治療の成否を決定づける最重要事項であり，単独では対応できないと判断すれば，矯正歯科医や小児歯科医，口腔外科医などとの医療連携を検討しなければなりません．

そして，専門医への事前相談も十分な患者資料もなく，場当たり的に開始された早期治療が予期せぬ結果を招いた場合に，トラブル処理として一方的に紹介することは，医療連携とはいえないばかりか患者の信頼をも大きく損なうことになりかねません．各専門医とのスムーズな連携をはかるためには，日常臨床において専門医との連携を模索し，患者資料をしっかりと採得しておくことが必要不可欠となります．

Hint：患者資料の重要性

早期治療では，治療開始時からの患者資料として顔貌写真，口腔内写真，平行模型，各種X線写真（セファログラム・パノラマX線写真）を定期的に採得しましょう（図10，11）．これらの資料は治療計画の立案・再評価以外に専門医との連携や紹介の際に必要となります．

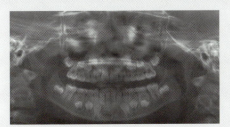

図10　パノラマX線写真

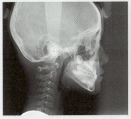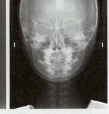

図11　セファログラム（頭部X線規格写真）

石谷徳人（イシタニ小児・矯正歯科クリニック）

● 参考文献
1）公益社団法人日本小児歯科学会：一般社団法人日本小児歯科学会からの提言「3歳児歯科健康診断における不正咬合の判定基準」．http://www.jspd.or.jp/contents/common/pdf/main/hanteikijun2015.pdf（2018年12月アクセス）
2）一般社団法人日本学校歯科医会：学校歯科医の活動指針 平成27年度改訂版．2015．

基礎編　Ⅱ 診療の流れ

08 歯の形態や色調の異常

● 歯の形態異常

1. 矮小歯（図1）

　側切歯，第三大臼歯に多く，人間の進化の過程に現われた退化現象と捉えられています．円錐状，蕾状などが存在します．外傷，放射線，炎症，栄養障害，ビタミン不足，内分泌機能低下，梅毒，遺伝などが原因で矮小歯となることがあります．

2. 巨大歯（図2）

　上顎中切歯に多く認められ，原因としては全身疾患（顔面半側肥大，巨人症），遺伝，突然変異が考えられます．

3. 異常結節

1) 切歯結節（図3）：切歯舌側面の基底結節が盛り上がっているものです．
2) カラベリー結節：上顎第一大臼歯，第二乳臼歯の近心舌側咬頭の舌側に認められるものです．
3) 臼傍結節：上顎第一，第二大臼歯，まれに小臼歯の頰側に認められる結節で，臼傍歯との癒合と考えられています．
4) プロトスタイリッド（図4）：下顎第一，第二大臼歯，まれに第二乳臼歯の近心頰側咬頭の頰側面に認められる過剰結節です．
5) 臼後結節：第三大臼歯の遠心に認められるもので，臼後歯との癒合と考えられています．
6) 中心結節（図5）：小臼歯の咬合面中央に認められる過剰結節です．

　咬合力により結節が破折すると露髄することがありますが，露髄部は小さく，視診では気づかないことがあります．これに気づかずにいると歯髄が壊死し，根尖病巣をつくってしまいます．何でもない小臼歯に疼痛を訴える場合は，中心結節の破折がないか注意深く診査しましょう．

　中心結節を発見したら，まず破折しないように結節の周りをレジンやセメントで補強し，少しずつ削合していきます．数か月時間をかけて行えば，第二象牙質の形成を期待することができます．1)～5)は癒合部分が齲蝕になりやすいので，シーラントによる齲蝕予防に努めます．

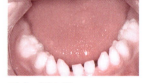
図1　矮小歯

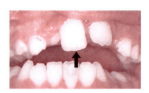
図2　巨大歯

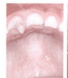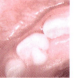
図3　切歯結節

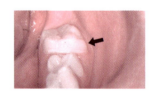
図4　プロトスタイリッド

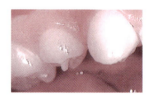
図5　中心結節

4. 歯髄腔の異常

タウロドント（図6）：歯冠歯髄腔が大きくなり，歯冠・歯根の区分がわかりにくく，歯根が異常に短いもので感染歯髄となると根管治療は困難です．

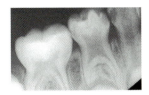

図6 タウロドント

● 歯の色調異常

乳歯は青白色で，永久歯はいくらか黄色っぽいため，保護者には着色した歯が萌出してきたように見え，異常ではないかと質問されることがあります．このようなことに気づく保護者は，口腔清掃にもたいへん関心が高いので，十分に説明してください．歯の着色には，外来性色素によるもの，内因性色素によるもの，遺伝によるものが考えられます（表）．

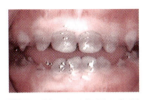

図7 銅による歯冠の色調異常

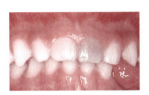

図8 歯髄壊死による歯冠の変色

表 歯の色調異常の原因

外来性色素沈着	内因性色素沈着	遺伝による形成不全	その他
食品用色素 タバコのタール お茶のカテキンやタンニン （淡黄，褐色，黒色） 銅（緑，緑青，青紫：図7） 水銀（黒） 硝酸銀（黒） 鉛（緑黒，灰褐色） 鉄，銀，ニッケル（黒褐色）	テトラサイクリン系抗菌薬 （黄，灰褐色） 新生児重症黄疸 （緑，淡黄色） 先天性ポルフィリン症 （赤，赤褐色） 新生児メレナ（青紫色） 内分泌腺機能異常 （乳白色，灰黄色，黄色）	エナメル質形成不全症 象牙質形成不全症	歯髄の充血，壊死，石灰化などによって，歯冠色もわずかに変化し，ときには診断の助けになることがある． 歯髄充血（ピンク），歯髄壊死（褐色：図8），歯髄の石灰化（黄）

1. 小児によく見られる色調異常

食品用色素やお茶に含まれるタンニンなどによる歯の着色が多くみられます．まれに，抗菌薬による内因性の色素沈着が認められることがあります．また，外傷歯の歯髄診断を行う場合，色調の変化は診断の助けになります．

2. 色調異常への対応と処置

外来性色素沈着の場合は，研磨剤を用いてブラシコーンやラバーカップで磨けば除去できます．内因性色素沈着の場合は，歯の漂白あるいはベニアクラウンなどによる処置が必要になります．変色の程度，患児の心理面，処置に伴う欠点などを熟慮して行うべきです．外傷歯の場合には，歯髄充血か歯髄壊死かの判断が難しい場合があります（Note参照）．

進士久明（しんじ歯科クリニック）

> **Note**
> **歯髄充血と歯髄壊死**
> 歯髄充血：外傷直後から赤っぽく変色し，1か月ほどで消退してしまいます．処置は必要ありません．
> 歯髄壊死：外傷後1か月ほどして次第に褐色を呈する場合は，歯髄が壊死・壊疽している可能性が高く，歯髄処置が必要な場合があります．

基礎編　Ⅱ 診療の流れ

09 | 不協力な子どもへの対応

● 子どもが歯科で不協力になるわけ

1．心身の発達の未熟さ

　低年齢児ほど認知・理解力が低く，社会性・協調性が未発達なため，未経験なものや見慣れないものに不安や恐怖を抱きやすいものです．また，刺激に対する反応をストレートに表現しやすく，恐れや怒りなどの情動変化を「泣く，叫ぶ，逃げる」などの外部行動に移しがちです．

2．歯科診療の特性

　歯科診療には子どもにとって視覚的，聴覚的，身体的，言語的に刺激になるものが多く，歯科を受診した経験がない子どもでは不安や恐れを生じやすいものです．とくに初回から緊急処置が必要な子どもでは，歯科の器材や治療行為に徐々に慣れていくという機会も失われるため，拒否につながりやすくなります．

3．親や周囲からの影響

　親や祖父母の過保護な姿勢は，子どもの適応力や忍耐力を低下させることが多く，また親や兄姉から聞いた歯科治療のマイナスイメージが子どもの不安を高めて，不協力を生じさせることもあります．

4．過去の歯科治療経験

　子ども自身が過去の歯科治療経験のなかで，痛みや恐怖，術者からの威圧的な言葉や態度などを体験し，それがトラウマになっていると，年長児でも不協力になりやすいと考えられます．

子どもの年齢・発達状況と成育環境との関係

1. 3歳未満児

恐れの情動は6か月ごろから生じるといわれ，乳児でも見慣れない人や物を怖がります．3歳未満児は視覚的，聴覚的恐怖が大きいといわれています．母親への依存が高く，保育園などに通園していない子どもでは母親と離されただけで不安・恐怖が大きくなります．治療器材やバキューム・タービンの音にも恐怖を示しやすく，不協力な行動を引き起こします．

2. 3～5歳児

心身の発達が著しく，言語理解も進むため，ことばによる説明で不安や恐怖を軽減して協力性の向上が図れるようになる時期です．しかし，兄弟がなく集団生活の経験のない子どもでは，社会性の発達が遅れがちで不協力になりやすい傾向もあります．また，短時間の治療は我慢できても，長時間耐えることは困難で，30分以上の治療では不協力になりやすいようです．

3. 6歳（学童）以上

通常の発達をしている小児では，歯科においても協力的な行動をとれるようになりますが，社会性の発達が未熟で感情のコントロール能力が低い子どもでは，不協力を示すことがあります．また，過去の歯科治療経験がトラウマとなっていて，治療全般または特定の治療行為に拒否を示す小児もみられます．

> **Note　母子分離**
>
> 以前は，術者と小児患者が直接コミュニケーションをとってラポールを成立させることが重要と考えられており，3歳以上の小児では治療場面での母子分離が勧められていました．
>
> しかし，近年の親子関係からみると双方の分離不安が大きいことから，現在では推奨されていません．ただし，同席した保護者には，子どもへの過度なはたらきかけは避けてもらい，適度な言葉がけや手を握る程度にとどめてもらうよう伝えます．

不協力児の行動管理法

1. 行動療法（行動変容法）

①系統的脱感作法（TSD法を含む）

患者の恐怖の対象を順次体験させていき，恐怖や不安を最低限に保ちながら段階的に解消させていく方法で，TSD法がよく用いられます．これは，これから何をどうするのかわかりやすく説明し（Tell），やって見せて（Show）から実際に行う（Do），という方法で，特に3～5歳児に効果的に用いることができます（図1）．

②オペラント条件づけ法

望ましい行動が出たときには，ほめたりご褒美を与えることでその行動の生起を促し（正の強化），望ましくない行動には叱ったり身体を抑制するなどして行動の生起を抑える（負の強化）対応です．歯科治療では，ほめたりご褒美（シールやおもちゃなど）を与える対応が多く用いられます．

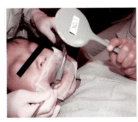

図1　TSD法を用いて治療を行っているところ

③モデリング法

兄姉や同年代の協力的な子どもをモデルとして，その治療の様子を見せることで理解を促し（模倣学習），適応行動を引き出す方法です（図2）.

④シェーピング法

目的となる行動を段階的にスモールステップに分けて設定し，すこしずつ行動をステップアップさせていき，最終目標までもっていく方法です．

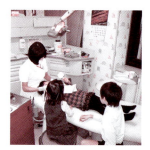

図2　協力的な子どもの治療を見せて恐怖の軽減をはかる

⑤カウント法

短時間しか我慢できない小児に対して，あらかじめ約束した時間（秒単位）を数えながら体験させて適応行動を育てていく方法です．10カウント法がよく用いられ，声を出して「1，2，3，…10」と数えることで，子どもも我慢する時間の見通しがつき，不適応行動を抑えることができます．

2．薬剤による行動のコントロール

①前投薬法

鎮静剤や精神安定剤などを用いて小児の鎮静化を図る方法ですが，効果が不安定な面もあり，専門医療機関での対応に任せたほうが無難でしょう．

②笑気吸入鎮静法

20～30％の笑気を吸入させることで，嘔吐反射の抑制や精神の鎮静をはかる方法で，かかりつけ歯科医でも利用可能な方法です．

③静脈内鎮静法，全身麻酔法

麻酔医の協力が必要になり，呼吸管理の必要もあるので，専門医療機関での対応が望まれます．

● 不協力な子どもへの対応

1．3歳未満児への対応

子どもにとってはすべてが未知の経験であり，不安や恐れの情動が起きやすい時期ですが，言葉で説明しても理解を得にくい場合も多いため，診療環境では過度な刺激を避けることで対応します．口腔内診査や歯磨き指導のときは，チェアに座ってもらわずに保護者と膝を突き合わせて寝かせて行うなど，対応を工夫します（図3）．また，先の尖った器材の扱いやバキュームの音などにも配慮します．意味はわからなくても，やさしい言葉かけや態度は有効で，すこしずつ慣れてくれることもあります．できるだけ短時間で処置を終わらせるためには，事前準備をしっかり行うことが重要

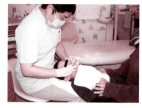

図3　低年齢児の診察は術者の膝の上で行ってもよい

です．緊急処置が必要な場合は，保護者とよく相談し，身体抑制をして処置を行うこともあります（3歳未満児ではバスタオルでの抑制が効果的，図4）．

2. 3～5歳児への対応

言葉による説明や理解が可能になるため，不協力の原因を聞き出すことが可能になります．治療場面以外でのコミュニケーションをしっかりとることで，信頼関係を形成することもできます．各種の行動療法の応用が可能になり，不安や恐れの原因となっているものをわかりやすい言葉で説明したり，やさしい態度で接していくことで行動変容が起こることもあります．長時間の忍耐は困難なため，診療時間を適度に切り上げる配慮が大切です．

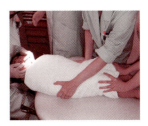

図4　低年齢児の抑制はバスタオルで行う

3. 学齢期の小児への対応

この時期の不協力な小児には，発達の未熟さ（ときには発達障害が疑われることもあります）や，過去の歯科治療経験に基づく拒否などが考えられるため，原因に応じた対応が必要になります．強制的な対応は，より強い拒否行動につながる可能性があるため避けるべきであり，疼痛を伴う処置が必要な場合には，薬剤による行動管理（静脈内鎮静法や全身麻酔法）が適応となることが多くなります．

4. 治療後の対応

①子どもに対して

- 治療中は不協力だった子どもに対しても，治療後は「がんばったね」とねぎらいの言葉をかけることで，次の受診につなげます．
- 不協力でも一定の治療ができたということをほめて，子どもの「嫌だけれど頑張った」という達成感を共有していくことも大切です．
- 「次は頑張ろうね」ということでシールなどを与えるのも，子どもの気分転換になるでしょう．
- やさしく温かみのある言葉かけや態度で，「先生やお姉さん（歯科衛生士）は本当はこわくないんだ」ということを子どもに伝えます．

②保護者に対して

- 保護者にも「お子さんはよく頑張った」という評価を伝えることが重要であり，どんなに泣いて暴れても治療後に受容の姿勢を示すことで，保護者も「次も頑張って連れてこよう」という気持ちになります．
- 保護者自身の歯科に対する不安や恐れを解消させていくことも重要で，保護者の不安が軽減すると，子どももその様子をみて徐々に歯科に慣れてきます．
- 治療中に付き添っていなかった保護者に対しては，実施した治療内容や治療後の諸注意などを与えるときに，できるだけ理解しやすい言葉を用いやさしい口調で説明することで信頼を寄せてくれるようになります．

井上美津子（昭和大学歯学部小児成育歯科学講座）

基礎編　II 診療の流れ

10 障害児・有病児への対応

● 障害児・有病児への対応の基本

1. 情報を集める

病態はさまざまですので，医科の主治医から十分な情報を集めることが大切です．また彼らへの対応はチーム医療でかかわることを理解しましょう（図1）．症例によっては一人で解決しようと思わず，外部の歯科・医科医療機関と連携することが必要です．

2. 口腔疾患の予防に努める

簡単な処置でも障害児や有病児においては，心理的・身体的に大きなリスクとなることを鑑みたうえで，「口腔疾患の予防」という観点に立って対応することがもっとも重要です．

3. 定期管理

継続的かつ定期的に口腔内の管理を行うことが大切です．各々の口腔内の状態や取り巻く環境などを考慮し，定期管理の間隔を決めましょう．場

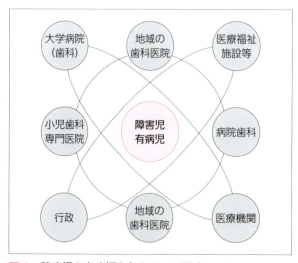

図1　障害児と有病児を包むチーム医療

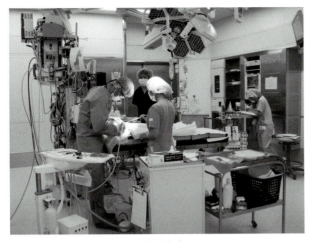
図2　全身麻酔下での集中歯科治療

合によっては来院間隔を短めに設定し，指導などを行うことも必要です．できるだけ幼少期から口腔衛生管理を行うことが重要で，年齢が低すぎるということはありません．口腔疾患が生じる前に，先手を打って予防に努めましょう．

4. ほかの歯科医療機関との連携

　自院での対応が可能かどうかを判断し，対応が難しい場合は，早めに全身麻酔（図2）などの行動調整を行ってくれる2次，3次医療機関に相談してください．疾患の進行を遅らせるだけでの対応では，根本的な解決にならないこともあります．日ごろから，2次，3次医療機関と連携がとれる環境を整えておくことが大切です．精神的・身体的に本人の負担の大きい処置は，事故や歯科恐怖症の原因になりかねないので，注意が必要です．

5. 安全を確保するための医院の環境整備

　障害や疾患のない子ども以上に，全身状態が変化しやすいので，酸素や脈拍，酸素飽和濃度などのモニター（図3）を準備し，常日ごろから使用して慣れておくのが重要です．来院時には必ずその日の体調や体温などをチェックすると安心です．

> **Note**
> 薬物を使った行動調整法の種類
> ・前投薬
> ・笑気吸入鎮静法
> ・静脈内鎮静法
> ・全身麻酔法

> **Hint** パルスオキシメータ
>
> 皮膚を通して動脈血酸素飽和度（SpO₂）と脈拍数を測定する装置です．循環動態をモニターする基本的な装置で，近年では廉価な製品も多くなっています．
>
>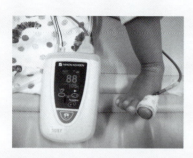
>
> 図3　パルスオキシメータ

> **Note** 揃えておきたい機器
> - 体温計
> - 酸素
> - パルスオキシメータ
> - バッグバルブマスク（口腔よりマスクにて他動的に換気を行うための医療機器）

● 障害児へ対応のポイント

　目的やゴールは障害のない子どもたちと同じで口腔の健康を維持すること，全身の健康をサポートすることです．ただし，通常の歯科学的理論には合わないような治療法が選択肢となることがあります．障害の種類は多岐にわたり個人差も大きいため，最適な材料や治療方法，行動調整法を選択あるいは創意工夫し，さまざまなオプションをもって対応することが必要です．

1．知的障害

　発達に個人差がありますので，本人にできることを見極めることが大切です．最初はできなくても，本人のペースに合わせて対応することでできることが増えてきます．

2．自閉症スペクトラム

　絵などの視覚的媒体を提示しながら行うと，うまくいくケースも少なくありません．一度に多くの情報を処理するのが難しいので，静かな環境で処置内容を整理して，短時間での治療や指導ですむように工夫することが大切です

　こだわりが強いことが多いので，いつも同じ環境で，同じ順番，同じやり方が推奨されます．

3．脳性麻痺

　過度の歯ぎしりのため咬耗が大きい傾向があります．
　知的には問題のない子どももいるので，しっかりとコミュニケーション

をとる努力が必要です（図4）.

　不随意的な反射があるため，無理に口を開けようとすると，逆に力が入って開かなくなったり，身体のほかの部分に力が入ったりすることがあります．安易な開口器の使用は，歯の脱臼や軟組織の損傷，呼吸抑制の原因ともなりますので十分な注意が必要です．ガラスのミラーは不随意反射などで咬んで破損することがあります.

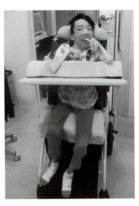

図4　脳性麻痺

脳性麻痺児の診療体位・姿勢

反射運動や緊張，不随意反射を軽減するために，大きめのバスタオルやクッションなどを使って，体位の安定を図ります（図5）．脳性麻痺の患者さんにおいて不随意運動が出にくい姿勢・体位としてボバースの反射抑制体位がよく知られています（図6）.

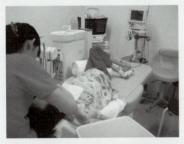

図5　脳性麻痺児の体位のコントロール

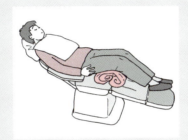

図6　ボバースの反射抑制体位

4. てんかん

　発作のコントロールがされているか確認することがもっとも大切です．抗てんかん薬の調整中は発作が不安定ですので，侵襲の大きな処置は控えたほうが無難です．てんかんの治療に用いる薬物（フェニトイン等）のなかには歯肉の肥大を起こすものがあります.

5. ダウン症候群（図7）

　染色体異常のなかでもっとも接することが多い疾患です．
　舌突出に伴う口腔機能の不全等により幼少期から摂食に問題をもつことが多いのが特徴です．退行現象（早老化）との関連もあり，歯周疾患への罹患は多いといわれています.

　先天性心疾患を合併する割合が多いといわれています．感染性心内膜炎の予防に努めることが大切です（次ページ「Note」参照）.

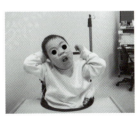

図7　先天性心疾患を合併するダウン症児

10　障害児・有病児への対応

61

● 有病児への対応

1. 先天性心疾患

　感染性心内膜炎に対する注意が必要です．心疾患の種類や歯科処置の内容によっては術前に抗菌薬の予防投与が必要です．主治医に予防投与の必要性と方法を確認してください．チアノーゼや心不全，血液抗凝固剤に対して十分な注意が必要です．

　先天性心疾患は「非チアノーゼ性心疾患」と「チアノーゼ性心疾患」に分類されます．もっとも多いのは非チアノーゼ性心疾患の心室中隔欠損症で，200〜300人に1人といわれています．根治術が終わって経過良好であれば，健常児と同様の歯科的対応が可能となります．

　チアノーゼ性心疾患の代表的な疾患はファロー四徴症です．ファロー四徴症とは，心室中隔欠損，肺動脈狭窄，大動脈騎乗，右心室肥大の4つの特徴をもった先天性心疾患のことです．泣きすぎるとチアノーゼがひどくなったり，根治術後も感染性心内膜炎のハイリスク群にあたるので注意が必要です．

　先天性心疾患の子どもでは何よりも口腔疾患の予防が必要です．早く体重を増やして手術を受けるために本人が好む甘いお菓子をたくさん与えたり，常用薬を嫌がって飲まないために甘い清涼飲料水といっしょに飲ませるなどやむを得ず食環境が乱れることも多いので，十分な指導が必要です．

2. 腎疾患

1) 糸球体腎炎：溶連菌の感染に続発して起きることが多いといわれています．数か月で治癒するものも多く，急性期の歯科治療は避けましょう．
2) ネフローゼ症候群：ステロイド療法・免疫抑制療法時，低タンパク血症が高度な場合は易感染性となります．腎障害は薬物の代謝に影響を与えますので，慎重な使用が必要です．

3. 内分泌・代謝疾患

1) 甲状腺機能低下症：先天性の場合はクレチン病といいます．歯の形成・萌出異常，歯数の異常，エナメル質形成不全などに注意が必要です．
2) 糖尿病：小児は基本的にⅠ型糖尿病が多いとされていますが，最近ではⅡ型糖尿病の小児も増えています．低血糖発作のために，糖分の摂取が不規則となり齲蝕に対するリスクが高いことがあります．

　軟組織の感染，外傷，局部刺激に対して弱い傾向があります．歯科治療は内科的なコントロールが十分なされた状態で行います．易感染性に対する予防対策（術前・術後の抗菌薬投与）が必要です．

柳田憲一（福岡市立こども病院）

Note

心内膜炎のガイドライン

　2018年に最新の「感染性心内膜炎の予防と治療に関するガイドライン（2017年改訂版，JCS 2017）」が公開されました．歯科医師として必ず目を通しましょう．

基礎編　Ⅱ 診療の流れ

11 | 発達障害児への対応

● 発達障害児の特徴

　発達障害には，自閉スペクトラム症，注意欠如・多動症，限局性学習症などが含まれます．発達障害は，知的障害を伴う場合から伴わない場合まで広い範囲を含んでいて，"ここからが発達障害"と明確な境界線を引くことができません．また，複数の発達障害を併せもっている場合もあり，個人差が大きいのが特徴です．

　発達障害は発達の凸凹に適応障害が加算されたグループで，じっとしていられない，集中できない，衝動的に行動する，行動がパターン化している，不安・焦り・恐怖が人一倍強い，興味・関心が偏っている，こだわりが強い，不器用である，特有の時間感覚をもっている，過敏と鈍麻が顕著であるなどの症状があります．このような小児では歯科において診療行為が困難な場合も少なくありません．また，口腔にも特有な状態がみられる場合があります．発達障害児の歯科診療時にみられる特徴と口腔の特徴を表1に示します．

> **Note**
> **神経発達症**
> DSM-5（精神障害の診断と統計の手引き）では発達障害は神経発達症と表記されています．神経発達症には，自閉スペクトラム症，注意欠如・多動症，限局性学習症，コミュニケーション症群，運動症群が含まれ，アスペルガー障害の呼称は用いなくなりました．

> **Note**
> **発達障害児の状況**
> 2012年文部科学省調査で，公立小中学校の通常学級において発達障害の可能性がある児童・生徒は6.5％（40人の学級に2〜3人）と言われています[1]．

> **Note**
> **発達障害と精神疾患**
> 発達障害の人は精神疾患を合併しやすいと言われています[2]．さらに，歯科恐怖症の患者さんでは精神疾患を有している割合が多いとされています．

表1　発達障害児の歯科診療時の特徴と口腔の特徴

歯科診療時の特徴	口腔の特徴
・過剰に落ち着きがない ・すぐに起き上がろうとする ・あれこれと触りたがり興味をもつ ・何をするのかいちいち気にする ・術者や介助者の言葉を聞こうとしない ・一方的に話しかける，おしゃべりである ・話の内容に一貫性がない ・術者に乱暴な言葉を使う ・術者の手を掴んで治療を邪魔する ・音，味，匂いなどに過敏である ・口の中を触られるのを嫌がる ・注射に対して極度の恐怖心がある ・治療行為になかなかふんぎりがつかない ・嘔吐反射が強い ・治療に慣れて自信をもてば障害は隠れる ・保護者に発達障害の認識がない場合がある	・歯科受診しても治療が困難な場合があり，齲蝕や歯周疾患が放置され重症化している ・触覚過敏がありブラッシングに偏りがあるケースでは，プラークコントロールが著しく不良である ・二次齲蝕や反復治療の痕跡がある ・食の偏りが顕著な場合が多く，特に糖分のコントロールが困難なケースでは齲蝕のリスクが高い ・異食や反芻といった食行動の異常による咬耗，齲蝕，酸蝕症が生じることがある ・外傷，自傷行為，パニックなどによる歯の破折や粘膜の傷がみられることがある ・過度のブラッシングで歯肉退縮がみられる場合がある

	ない	少しある	よくある
1. 頭痛を訴える	☐	☐	☐
2. 腹痛がある，あるいはおう吐する	☐	☐	☐
3. ぜん息がある	☐	☐	☐
4. 夜尿がある，あるいは日中おしっこをもらす	☐	☐	☐
5. 大便をもらす	☐	☐	☐
6. かんしゃくをおこす	☐	☐	☐
7. 登校時に泣く，あるいは学校の中に入るのをいやがる	☐	☐	☐
8. 理由なく学校を休む	☐	☐	☐
9. どもる	☐	☐	☐
10. ほかに，話し方に問題がある	☐	☐	☐
11. ものを盗ったことがある	☐	☐	☐
12. 好き嫌い，食べない，食べ過ぎるなど，食事の問題がある	☐	☐	☐
13. 寝つきが悪い，夜中に目をさます，朝早く目をさますなど，睡眠の問題がある	☐	☐	☐

	あてはまらない	ややあてはまる	よくあてはまる
14. とても落ち着きがない，しばしば走り回ったり，とびはねたりする．じっとしていることがほとんどない	☐	☐	☐
15. もじもじ，そわそわしている	☐	☐	☐
16. しばしば自分やひとの持ちものをこわす	☐	☐	☐
17. しばしばほかの子とけんかする	☐	☐	☐
18. ほかの子に好かれていない	☐	☐	☐
19. 心配性で，しばしばいろいろなことを悩む	☐	☐	☐
20. 一人で物事をする．一人ぼっちの傾向がある	☐	☐	☐
21. いらいらしている。すぐにおこりだす	☐	☐	☐
22. しばしばみじめそうな様子をみせたり，涙ぐんだりする	☐	☐	☐
23. 顔をしかめたり，体をピクピクさせたり，チックがある	☐	☐	☐
24. しばしば指しゃぶりをする	☐	☐	☐
25. しばしば爪かみをする	☐	☐	☐
26. しばしば親のいうことに従わない	☐	☐	☐
27. 注意を集中できない	☐	☐	☐
28. 新しい物事や状況をおそれたり，心配したりする	☐	☐	☐
29. とるにたりないことを騒ぎたてる	☐	☐	☐
30. しばしばうそをつく	☐	☐	☐
31. ほかの子をいじめる	☐	☐	☐

ほかに何か行動上の問題はありますか？

図 ラター博士式小児生活行動評価表（両親用）

Note

ラター博士式小児生活行動評価表（図）

小児の問題行動に関するスクリーニング調査で，子どもの特性を知るために有用です．

Hint

障害児・者の意思決定

4歳6か月程度の発達レベルがあれば患者さん自身で意思決定できる可能性があるといわれています．歯科医療従事者として，障害児者の権利を意識した歯科医療の提供が必要です．

Hint

フラッシュバック

発達障害の人は，時間の遠い・近いの区別がつきにくく，ずっと前の出来事をいま起きていることのようにはっきりと思いだす人がいます（フラッシュバック）．身体抑制がきっかけとなりフラッシュバックが起こることがあるため，身体抑制法を用いる際には配慮が必要です．

● 発達障害児への対応

発達障害児の歯科診療を行うためには，障害特性を把握したうえで患者さん個々の個体特性を見極めて，特性に合わせた配慮や工夫が必要になります．行動管理の種類としては，表2の基本的な対応のほか，行動療法，笑気吸入鎮静法，全身麻酔法，体動コントロール法などがあります．診療の方法を決定する際には，障害の種類，障害の程度，年齢，口腔内の状況，生活環境などを考慮して，本人と家族の診療への負担および治療の質の確保のために選択可能な行動管理の利点・欠点を説明したうえで，ともに考え，話し合い，よりよい方法を選択することが大切です．

また，アポイント時の配慮（泣き声，予約時間など），待合室での配慮（待たせない，騒がしさへの対応など），導入時の配慮（待合室での様子，やさしい声かけなど），配慮・工夫した内容の共有（カルテや業務記録などに記録を残す）など個別のニーズアセスメントを大切にした医院のシステムづくりが重要です．

表2　歯科診療時の基本的な対応

①TLC（Tender Loving Care）：愛情をもち，ていねいに接する
②発達障害の状態について理解する：わがままな子どもではない，しつけの問題ではないことを理解する
③BIM（Brush into the Mouth）アプローチ：日常生活で見慣れていてやり慣れている歯ブラシでアプローチしてみる
④事前説明：先の見通しが立つようにする
⑤激励と賞賛：できたときは褒めて自信をもたせる，だめでも励ます
⑥代用語を使用：患者さんのレベルに合わせて言葉を選択する
⑦スモールステップで目標を示す
⑧刺激のパターン化：同じ順番で繰り返す
⑨刺激の強度の調節：弱いものから強いものへ
⑩刺激の量の調節：短時間から長時間へ
⑪無痛治療：局所麻酔の使用（刺入時・注入時の痛みを軽減するための配慮が必要）
⑫診療の環境を整える：視聴覚刺激への配慮，事前準備，場所と人への配慮，診療と遊びを区別
⑬姿勢，体位への配慮：体性感覚への配慮（頭にクッションやタオル等を置く）
⑭Four Handed Dentistry：安全で効率的な診療のためのチームアプローチ
⑮器具，器材の工夫：開口保持器，外科用バキュームチップ，ラバーダム防湿の使用
⑯視覚支援，TSD法，カウント法，手鏡を持たせることなどは有用な場合が多い
⑰危険な行動に対しては，よく説明して注意する

● 発達障害に気づいたら

　発達障害には広大なグレーゾーンがあるため，発達障害と診断されていないケースが少なくありません．発達障害は，早期に発見され適切な療育を受けることが望まれます．しかし，欧米に比べ，日本の発達障害児への支援は著しく遅れていて，その第一の理由は最初の発見が遅いためといわれています．

　発達障害への対応の遅れの最大の被害者は，子どもたち自身です．かかりつけ歯科医院は乳幼児期から子どもを診る機会が多い場所であり，発達障害児は歯科で特徴的な行動を示すことがあるため，歯科医院で発達障害に気づく場合があります．歯科には保護者が発達に関して気がかりがあり心配しているという訴えがある場合は，相談窓口につなげる役割があります．相談窓口としては年齢に合わせて，保健所（3歳児健康診査），心身障害福祉センター，療育センター，発達障害者支援センターなどを利用することになります．一方，保護者に発達上の訴えがない場合は，歯科受診をつないでいくなかで患者さん側と信頼関係を築いていき，「家庭，学校などの日常生活で困っていることがないか」を患者さんに寄り添う姿勢で傾聴し，相談窓口につなげるタイミングを計ります．また，発達に問題がないことを確認する意味での相談もあります．まずは，かかりつけ歯科医として長いかかわりのなかで，子どもの発達，性格などを考慮したうえで，齲蝕や歯並びのこと，食のことなどを「本人と保護者とともに考えていく」という基本的なスタンスを示すことが大切です．

基礎編　Ⅱ　診療の流れ

● "多様性" をキーワードにかかわる

「気になる子から配慮の必要な子へ」という視点をもち，"多様性"を
キーワードにポジティブに子どもを捉えることが大切です[8]．子どもに寄
り添うとき，いつも意識しておきたいことを以下に挙げます．

　私たちは"病んでいる子どもの歯"をみているのではなく，"病んでいる歯
をもった子ども"をみています．発達障害という枠に捕らわれることなく子
どもを全体として捉えて，長いかかわりを続けていくなかで，子どもたち
の健やかな成長のためにかかりつけ歯科が果たす役割は大きいと考えます．

発達障害の子どもに寄り添うためのヒント

❶ 困っている子どもの気持ちを知る
- 「困っているのは子ども」という視点で考える
- 障害の有無で子どもを見ない

❷ 子どもの気持ちを受け止める
- なぜそのような行動をするのかを考える
- 発達のレベルを知る
- 育てにくい子どもを育てている親の大変さを理解する
- 親の気持ちに寄り添う

❸ その子に合った工夫をする
- 自分たちの都合のよい方法ではなく，子どもにとってよい方法を考える
- その子にわかる伝え方を工夫する
- 子どもたちが自ら行えるようになるための方法を考える
- ゆっくり発達する子に合わせた方法を考える
- 保育者と連携しながら，その子に合った方法を探す

❹ 子どもとともに育つ
- うまくいかなかった症例から学ぶ
- 自分たちのレベルを高める
- うまくいった症例を積み重ねてほかの患者さんに活かす
- ポイントを知れば，診療にあたる場合にもゆとりができる

Hint

不安はなくさない

　不安の強い子どもに接するとき，「誰　　　点です[9]．不安は不安のままで抱えて
でも不安はあるものなんだよ」「不安　　いくことが原則となります．
なままでいいんだよ」というのが出発

●文献
1) 文部科学省初等中等教育局特別支援教育課：通常の学級に在籍する発達障害の可能性のある特別な教育的支援を必要とする児童生徒に関する調査結果について．（平成 24 年 12 月 5 日）
2) Hofvander B, Delorme R, Chaste P et al.：Psychiatric and psychosocial problems in adults with normal-intelligence autism spectrum disorders. *BMC Psychiatry*, **9**：35, 2009.
3) 発達障害者支援のための地域啓発プログラムの開発研究班ほか：発達障害のある人の診療ハンドブック．白梅学園短期大学，2008.
4) 杉山登志郎：発達障害のいま．講談社，2011.
5) 日本障害者歯科学会編：スペシャルニーズデンティストリー　障害者歯科第 2 版．医歯薬出版，2017.
6) 緒方克也，柿木保明：歯科衛生士講座　障害者歯科学．永末書店，2014.
7) 黒田洋一郎，木村-黒田純子：発達障害の原因と発症メカニズム　脳神経科学からみた予防，治療・療育の可能性．河出書房新社，2014.
8) 鯨岡　峻，片岡　輝ほか：特集：気になる子の発達と保育．発達，**149**：2〜17, 2017.
9) 吉川　徹：特集　不安の強い子どもたち．発達教育，2018 年 4 月号：8, 2018.
10) 熊谷高幸：特集　発達障害のある人の時間感覚と支援のあり方．発達教育，2017 年 8 月号：6, 2017.

石倉行男（おがた小児歯科医院）

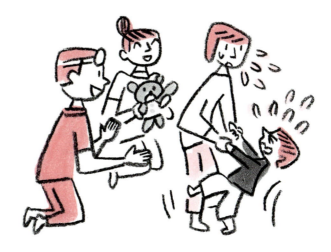

基礎編 Ⅱ 診療の流れ

12 専門医への紹介

● 専門医への紹介も実力のうち

かかりつけ歯科医の大切な役割の1つに，専門医への紹介があります．かかりつけ歯科医は，年齢などを問わず地域の人々を広く受け入れて診察を行っていますので，限られた診療時間で幅広い臨床を行うためには，この状態なら当院で，この症状なら専門医で，という疾患の程度による識別能力が必要です．

かかりつけ歯科医と専門医とでは，それぞれの守備範囲が違うことを十分に理解したうえで，適切な判断で設備や専門性の備わった信頼のできる専門領域の歯科医療機関へタイミングよく円滑に紹介できることは，患者さんにとってとてもありがたいことです．

この連携を円滑に行うことができるよう，日ごろから専門医との協力関係を良好にしておくことが，かかりつけ歯科医の実力のうちと考えていただきたいものです．

● 紹介したほうがよい症例

かかりつけ歯科医が初期対応をして，一般的な問題や先のみえる疾患である場合はそのまま治療するのがよいでしょう．「一般的な問題」とは，日常の食生活や生活習慣そして口腔衛生に対するアドバイスなど，1回の診察で解決することはなくても，繰り返し指導することで改善していくことが期待できるものです．「先のみえる疾患」とは，その疾患に対する治療の手順が明らかで，治療終了後の状態が想定できるもの，そして想定した時間（期間）内で終了できるもの，と考えるとわかりやすいと思います．

そして，「問題が複雑で先の見通しがつかない」と判断した場合が紹介したほうがよい症例と考えてください．具体的には，重度な齲蝕や歯列・咬合異常を認め，治療の手順や治療終了後の状態の想像がつかない場合，子どもの治療に対する理解と協力が十分に得られず対応の許容範囲を超えてしまっている場合，などです．また，現時点では明らかではなくても成長発育の観点から主訴よりも優先して治療を進めたほうがよい問題点があるが，治療内容の複雑さや保護者の理解力などから説明が難しい場合な

68

ど，かかりつけ歯科医が治療を円滑に進めていくことが困難であったり，専門的な説明に多くの時間を割かなければならなかったりする場合も紹介が適当です．

専門医での治療が終了した段階で，定期診査のために専門医から再び通いやすいかかりつけ歯科医である紹介元に戻す医療連携のネットワークを構築することが，患者さんにとっても大切なことです．

● 紹介状の書き方

小児歯科専門医にどのように紹介するか，紹介状の書き方の例を挙げてみました（図1）．また，専門医からの報告例も付記しました（図2）．

令和元年5月7日

紹介状

○○小児歯科クリニック
△△△△先生　御机下

患者氏名　○●△▲君　5歳6か月（男児）
生年月日　平成●年●月●●日
紹介目的　齲蝕治療　上顎正中部埋伏過剰歯　歯列咬合の評価について
既往歴　特になし
病状および治療経過

いつも大変お世話になっております．上顎前歯の歯列不正を主訴に来院しました．

歯列不正がみられますが，上顎乳切歯と上下顎両側乳臼歯の齲蝕が重症であることから，まず齲蝕の治療をしてから歯列咬合についての評価と治療について検討することを説明し，保護者の了解を得ました．

しかしながら，本児は恐怖心が非常に強く，通常の歯科治療が困難な状況です．また，X線検査にて上顎正中部には埋伏した逆生過剰歯が2本あり，過剰歯摘出も必要と考えますが，抜歯時期をどのタイミングにするか，判断が難しい状況です．

本児の齲蝕治療，埋伏過剰歯の対応，そして歯列咬合の評価等，お願いできれば大変ありがたく，どうかよろしくお願いいたします．

なお，本児の両親は当院にて定期診査を受けていただいています．本児も治療終了後，通常の定期診査でよろしければ両親に合わせて当院にて行いたいと考えていますので，その際にはお申しつけいただければ幸いです．どうかよろしくお願いいたします．

○○市△△町 3-17-6
電話○◎●-△▲-○●○○
○▲▲歯科医院　○▲○●

図1　かかりつけ歯科医から専門医への紹介状の一例

令和元年8月7日

報告書

○▲歯科医院　○▲○●先生御侍史

　いつもご紹介をいただき，誠にありがとうございます．先日ご紹介を頂きました○●△▲君の治療が終了いたしましたので，ご報告を申し上げます．

診断　$\underline{A|A}$：Per

$$\frac{E\,D\,B\,|\,B\,D\,E}{E\,D\ \ |\ \ D\,E}：Pul$$

$$\frac{C\,|\,C}{C\,|\,C}：C_2$$

上顎正中部逆生埋伏過剰歯（2歯）

　ご指摘のとおり下顎切歯部以外はすべて齲蝕の状態で，特に $\underline{A|A}$ および $\frac{E\,D\,|\,D\,E}{E\,D\,|\,D\,E}$ に歯冠崩壊を伴う重症齲蝕，上顎正中部に逆生埋伏過剰歯2歯を認める状態でした．

治療内容

　治療に対する恐怖心が強いため，TSD法と笑気吸入鎮静法を用いて施行したところ，良好な協力状態を得ることができました．

$\frac{E\,D\,|\,D\,E}{E\,D\,|\,D\,E}$：抜髄根充，乳歯冠装着

$\underline{B|B}$：抜髄根充，レジンジャケット冠装着

$\frac{C\,|\,C}{C\,|\,C}$：レジン充填

$\underline{A|A}$ は歯根が2/3以上吸収しているので，埋伏過剰歯の抜歯と同時に抜歯
抜歯後1か月経過観察，$\underline{1|1}$ 萌出のきざしがなかったので，可撤保隙装置装着

　今後は貴院にて通常の定期診査を行っていただき，$\underline{1|1}$ 等の永久歯の萌出後，歯列咬合の問題があれば，あらためてご紹介をいただければ幸いです．

　矯正治療については当院で対応できるかどうか検討のうえ，本格的な矯正治療が必要な場合には，矯正専門医の先生をご紹介することも可能ですので，その際には保護者ならびに貴院とご相談のうえ，方針を決めていきたいと考えております．また，本児は食生活に問題があり，就寝前にジュース，お菓子等を摂る習慣があります．十分に注意をしていますが，この点についても継続してご指導のほど，よろしくお願いいたします．

　以上ご報告させていただきます．いつもご紹介をいただき深く感謝いたしております．今後ともどうかよろしくお願い申し上げます．

○○小児歯科クリニック　△△△△

図2　専門医からかかりつけ歯科医への治療報告書の一例

落合　聡（おちあい小児歯科医院）

基礎編　Ⅱ 診療の流れ

13 ｜ 診療記録の残し方

　かかりつけ歯科医であるかどうかにかかわらず，記録をとることはたいへん重要です．診療の記録やその保存の仕方には多くの方法があり，それぞれの医療機関においてもっとも整理しやすい方法をとることが一番ですが，成長・発育過程にある子どもの診療を行う場合には，経時的な変化を把握しやすいように記録を残しておく必要があります．

　特に，小児期から長期にわたった管理を行うためには，文字による記録だけでなく，画像や映像による記録もあると便利です．

● 診療録（カルテ）

　診療記録では，歯科治療の内容を明確に記載しておくことがもっとも大事なことです．しかし，実際に治療を行ったときの状況，たとえば患児の治療に対する協力度，歯列や咬合の状態，そのときの治療が将来に及ぼす影響の予測，および保護者に行った説明の内容と保護者の反応などの記載も重要です．

　次に来院するときには同じ状況でなくなっていることがあります．気がついたことはできるだけその時点で診療録に記録しておくことが，後々たいへん役に立つ情報となります（図1）．

基礎編 Ⅱ 診療の流れ

月日	部位	療法・処置	点数	負担金徴収額
3月1日		初診	237×1	
		乳幼児加算（初診）	40×1	
		昨晩から右下の奥歯が痛いと言って泣いている．母親が口の中を見ても異常はみつからなかったとのこと．	／	
		歯科外来診療環境体制加算1	23×1	
	$\overline{ED}$	X線標準（6歳未満）（電）	66×1	
		診断結果：$\overline{ED}$隣接面から$\overline{E}$の歯髄に達する透過像あり．	／	
		歯科疾患管理料	100×1	
		歯科疾患管理（1回目）継続管理と定期健診の必要性について説明．	／	
		痛みの原因は$\overline{E}$近心隣接面の Pul.	／	
		$\overline{D}$の遠心隣接面にも象牙質に達する透過像あり．いずれも視診では確認できない状態．	／	
		隣接面齲蝕の実態について説明．	／	
		文書提供加算（歯管）	10×1	
	$\dfrac{EDCBA \mid ABCDE}{DE}$	X線標準（6歳未満）（電）	66×4	
		隣接面があやしいのでX線撮影．撮影部位すべての隣接面に象牙質に達する透過像あり．	／	
		機械的歯面清掃処置（切削回転器具．研磨用ペーストを用いてプラーク除去）	102×1	
		歯清1回目	／	
	$\overline{E}$	OA（ジンジカインゲル）＋歯科用キシロカイン Ct 1.8 mL 浸麻 ×1/2 本	／	
		抜髄3根（NC＋OX FC）	882×1	
		「幼稚園での歯科健診ではいつもむし歯なしだった」と幼稚園の健診医に対して母親怒り気味．	／	
		隣接面齲蝕は視診でわからないことが多く，特に集団健診の際には発見が困難であること，特に今回の齲蝕は当院でも視診では明らかでなくX線写真撮影によってはじめて確定できる状態であったことを説明し，母親は一応納得．	／	
		今回，すべての齲蝕を治療することに同意を得たので，一連の治療終了後は，当院での定期診査を受けて，隣接面のチェック等を受けることをお勧めした．問診より甘味，特にスポーツ飲料類の多飲傾向があると考えられるため，これが原因の1つであることを説明．	／	
		今後の食生活と口腔衛生習慣の改善案として，喉が渇いたらスポーツ飲料ではなくお茶か水を飲むようにすること，フッ化物配合歯磨剤を用いて歯磨きすること，歯磨きの際にフロスをする等を提案．母親の同意を得た．	／	
		次回予定：ビタペックス根充	／	
		以上　一般　　　　担当医　○○○○	／	
		日　計　点数 1,460 点　負担金 2,920 円	／	

図1　診療録（カルテ）の例

● 顔面および口腔内写真

　顔面および口腔内写真は，顔面や口腔の治療の前後だけでなく，成長による変化をみるうえでも貴重な資料となります．

　齲蝕治療や口腔衛生指導については，初診時と治療あるいは指導終了後に顔面および口腔内写真を，咬合誘導の場合にはさらに治療経過も撮影しておくと，治療前後の顎顔面の変化を把握したり，患児およびその保護者に治療の結果や内容を説明したりするうえで，非常に有用です．口腔内写真は，正面および側面観，上顎，下顎がそろえば十分です（図2～4）．

● スタディモデル

　スタディモデルは，歯列や咬合の状態および変化などを詳細に観察したり，また後継永久歯の萌出スペースを計測によって予測したりする場合などに用います．咬合誘導を行う場合には当然必要ですが，積極的な咬合の治療を行わない場合でも，将来の歯列や咬合の状態に異常が予測される場合には採得しておくことで，成長予測と実際の成長の状態を比較・考察するうえでの貴重な資料になります（図5）．

● X線写真

　乳歯においては，隣接面齲蝕の有無や，永久歯との交換までの時間によって，処置内容に大きな違いが生じてくることが多いため，X線写真による検査は治療方針を大きく左右する，必要性の高いものとなります．

　特に隣接面齲蝕は視診では気づくことが難しい場合が多く，また，後継永久歯の有無についてはX線写真での観察以外に把握する方法がないのが現状です．視診のみの診断で全顎の治療を行っても，次の定期診査の際に視診で確認できるまでに進行した隣接面齲蝕がみつかった場合，治療を再度やり直すという大きな負担を患児に強いることになります．さらには，保護者からは治療の際の見落としと捉えられ，信頼を落としてしまう原因になりかねません．したがって，原則として小児の初診時には，全顎の口内法，そして可能であればパノラマX線写真を，また定期診査時には1年に1回程度は口内法（あるいは咬翼法）を撮影しておくとよいでしょう（図6）．

　そうすれば，視診だけではわからない隣接面齲蝕の有無，後継永久歯の萌出時期，また過剰埋伏歯，歯牙腫そして永久歯の位置異常や先天欠如の有無に至るまで，多くの貴重な症状や情報を把握することが可能となり，それを踏まえた適切な対応をとることができるようになります．

落合　聡（おちあい小児歯科医院）

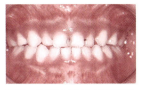
図2　口腔内写真（正面観）

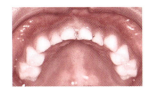
図3　口腔内写真（上顎）

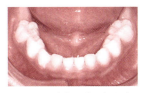
図4　口腔内写真（下顎）

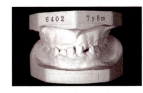
図5　スタディモデル

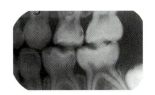
図6　咬翼法X線写真

基礎編　II 診療の流れ

14 | かかりつけ歯科医の口腔管理

● 歯科医療と口腔管理の考え方

1. 口腔管理の考え方の変遷

　従来の歯科は，歯や口に何か気になる症状があったら受診するところでした．そのため，齲蝕や歯周疾患に代表される歯科疾患による歯質の実質欠損や疼痛，歯肉の腫脹や出血，歯の喪失などへの対応が，歯科医療の大部分を占めており，口腔管理はおもに歯科治療後の予後管理として行われていました．小児においても1970年代ごろまでは，3歳児歯科健診や学校歯科健診が実施されていても，歯科疾患を早期に発見して治療につなげることが主体でした．

　その後の予防歯科学の進歩により，歯科疾患の予防とそのための保健指導の重要性が認識されるようになり，予防処置や歯科保健指導が歯科診療に占める割合が徐々に増加しました．1歳6か月児歯科健診においても，齲蝕の発見よりも予防的な対応が主体となり，小児の齲蝕は明らかな減少を示すようになりました．予防処置や定期診査を求めての歯科受診も増加し，「保健指導によるセルフケアの向上と予防処置などを含めたプロフェッショナルケアで口腔の健康を守る」という流れができてきました．さらに，かかりつけ歯科医をもつことが推奨され，口腔の健康管理と口腔の衛生管理が歯科医療において大きなウエイトを占めるようになってきました．

2. かかりつけ歯科医における口腔管理の位置づけ

　かかりつけ歯科医には，乳幼児期から高齢期に至るまでのライフステージに応じて，必要かつ継続的な歯科医療を提供することが求められています．さらに，歯や口の健康の維持・増進をはかることで，全身の健康にも寄与することを目指しています．このためには，歯科疾患に対する治療ばかりでなく，歯科疾患の予防や口腔の健康保持のための管理が重要と考えられています．

　特に小児期では，適切な口腔管理によって歯や歯列咬合の発育を促し，「食べる」「話す」などの口腔機能の発達を促すことが大切であり，さらには獲得した正常な歯列咬合や口腔機能を維持するために，齲蝕や歯周疾患を予防することもかかりつけ歯科医の重要な役割です．さらに，かかりつ

> **Note**
>
> **小児患者の口腔機能管理と口腔機能発達不全症**
>
> 　2018年4月から「口腔機能発達不全症」の病名が歯科医療保険に収載されたことにより，小児患者の口腔機能の問題への対応も，一般開業歯科医の役割として位置づけられることとなりました（p.178参照）．
>
> 　15歳未満の小児患者に，「食べる」「話す」機能に関する12項目中，咀嚼機能を含む2項目以上の問題が認められた場合，「口腔機能発達不全症」と診断され「歯科疾患管理料」が算定されます．さらに，咀嚼機能を含む3項目以上に該当して指導・管理を行う場合は，「小児口腔機能管理加算」が算定できます．

け歯科医は口腔管理を継続的に行いながら，必要に応じて専門医療機関への紹介なども行い，連携して管理を強化する役割も負っています．

● かかりつけ歯科医が行う口腔管理の実際

　口腔管理には，患者さん自身が行う自己管理と，医療側が行う管理があります．かかりつけ歯科医が行う口腔管理には，患者さんの自己管理を支援するための情報提供や動機づけ，歯口清掃や食生活に関する保健指導を行うことや，口腔の健康の維持・回復のための継続的な口腔の健康チェックと必要に応じた予防処置，そして齲蝕や歯周疾患などの治療と予後管理までを含みます．これらを系統的に行って患者さんの口腔の健康支援を担うことが重要なのです．かかりつけ歯科医として口腔管理を行う際に特に留意したい事項について挙げます．

1. 歯口清掃の支援 (p.34〜基礎編Ⅱ 診療の流れ「03 子どもへの歯磨き指導」参照)

　歯口清掃は，まず清掃習慣やプラークの付着状態を評価して，清掃習慣・清掃方法の指導を行い，継続的に指導内容の再評価をしながら再指導を行います．小児の年齢・発達状況に応じて，本人と保護者への指導のウエイトを変化させます．自己管理が難しい部位に関しては，歯科医師または歯科衛生士による専門的歯口清掃を行います．

2. 予防処置（フッ化物の応用，シーラントなど，p.82〜実践編「01 健全な歯への齲蝕予防」参照）

　齲蝕リスクを考慮し，齲蝕予防のためのフッ化物の応用やシーラントの必要性を判断します．また，年齢や歯の萌出状況に応じて，その時期に効果的な予防処置を選択し，保護者の同意のもと実施します．シーラントは処置後も継続的にチェックを行い，フッ化物の歯面塗布では齲蝕リスクに応じて塗布間隔を決め，家庭でのフッ化物洗口の実施は小児・保護者と相談して決めます．定期的に口腔内をチェックし，予防効果を評価します．

3. 歯列咬合のチェックと口腔習癖への対応

　小児患者に関しては，歯の萌出状況や歯列咬合の変化をチェックし，記録に残していくことも重要です．歯列咬合の不正がみられた場合，それが発育途上の一過性のものかを判断し，対応が必要な場合は自院で対応可能か，もしくは専門医療機関に紹介するかなどを決める必要があります (p.68〜基礎編Ⅱ 診療の流れ「12 専門医への紹介」参照)．また，指しゃぶりや口呼吸，口唇閉鎖不全なども歯列咬合の不正や口腔機能の発達不全につながりやすいため，小児の年齢や発達状況をみながらアプローチしていく必要があります．

井上美津子（昭和大学歯学部小児成育歯科学講座）

Note

管理記録

　かかりつけ歯科医は，多くの患者を継続的かつ長期間にわたって管理するため，その管理内容を明確に診療録に記載し，口腔内写真や口腔模型などを適切に保存しておくことが大切です．写真や動画などはデジタル情報として整理・保存しておくと，歯列咬合の変化などを把握しやすく，また必要に応じて患者への説明等にも用いることができます (p.71〜基礎編Ⅱ 診療の流れ「13 診療記録の残し方」参照)．

14

かかりつけ歯科医の口腔管理

75

基礎編　Ⅱ 診療の流れ

15 | 小児歯科の安全管理

　小児歯科診療に関連する子どもの身体に生じるトラブルにはさまざまなものがあり，偶発症は珍しくありません．小児歯科における偶発症は，ことの大小にかかわらず，子どもの身体へのリスク回避とともに保護者の不安についても考慮が必要です．また，救急蘇生が必要となる緊急度の高い偶発症は，一時救命処置を誤ると取り返しのつかない結果となることがあるということを念頭において対応策を考えておきましょう．

● 治療以外の場面で生じる偶発症とその対応

　治療を待つ間，あるいは治療後に会計を待つ間などに，待合室でテーブルの角に頭や顔をぶつける，ドアで指を挟む，床の段差につまずいて転ぶ，座面が回転する椅子で遊んでいて転げ落ちるなどはいつでも起こり得ることです．必ずしも医院側に責任や落ち度はありませんが，このようなことが起こる可能性を念頭において医院の設計がなされているか，あるいは防止するための対応策がとられているかを検討したほうがよいでしょう．また，起こってしまったとき，特に医科の診察の必要性が生じる可能性のある場合には，専門医への紹介などの具体的な対応をする必要があります．

● 治療中に生じる可能性のある局所的偶発症とその対応

1. 治療器具による切創，裂傷

　小児歯科臨床においては，窩洞形成中に子どもが突然動いたり，口を閉じたり，あるいはタービンヘッドを舌で排除しようとしたり，成人では起こり得ないような行動がみられることがあります．小児の歯科治療を行う際には，思わぬ動きをすることがあることを念頭においたうえで対応することが重要です．ラバーダムや開口器，レストレーナーなどの抑制具を使うことは，治療をスムーズに行うことはもちろん，このような事態が生じた際の危険を防止し，子どもの身体を保護するという意味合いがあります．

2. 治療後の咬傷

　局所麻酔下で治療を行った後，口唇や頬粘膜あるいは舌などを誤って，

あるいは故意に咬んだり吸ったりして生じるものです．小児歯科臨床においては最も多いトラブルです．

局所麻酔薬の使用量には，治療内容によって適正量がありますが，治療中に痛みを訴えられれば追加する場合もあり，適正量であっても治療後の麻酔の違和感には個人の感覚の差が大きいものです．子どもは，麻酔によって一時的に感覚が麻痺した部位を触りたくなってしまいます．咬傷そのものは数日から1週間で自然治癒しますが，咬傷の症状は非常に目立つことが多く，特に口唇の咬傷の場合は腫脹がみられ，創部が白色苔で被覆されることから，保護者は重篤な後遺症と認識し，不安や不信感をもつ場合があります．

咬傷はひとたび生じてしまったら，自然治癒を待つしかありません．洗浄しても軟膏を塗布しても，治癒が劇的に早くなることもありません．また，症状が目立つわりには，子どもは普通に食事をするなど，平然としていることが多いものです．しかしながら，歯科医院が咬傷に対してどのように対応してくれたかは保護者の安心感に直結します．ですから，治療後に十分な注意と説明をしたにもかかわらず，帰宅後，咬傷が生じて電話連絡があった際には，「何らかの対応をしたところで治癒の期間や症状の軽減には関係ない」と"合理的"な判断はせずに，可能であれば再受診を促して，該当部分の確認や洗浄・軟膏塗布などを行い，自然に治るから心配は不要であることを再度説明しましょう．

治療後のトラブルへの対応はかかりつけ歯科医にとっては大きな負担になりますが，咬傷は受傷した本人よりも保護者の心の不安が大きいものと捉えて対応していただきたいものです．

3. 誤抜歯

かかりつけ歯科医では，矯正治療のための便宜抜去を矯正専門医から依頼されることがあります．健全歯を抜歯することが多いことに加え，矯正治療上，歯列を逸脱した歯を保存し，歯列内に収まっている歯を抜歯することもあります．

誤抜歯の原因は"思い込み"と"不注意"であることがほとんどです．抜歯依頼の紹介状を注意深く読むだけでなく，抜歯するべき歯の歯式を書き出し，それを目の前において抜歯をするなど，十分な確認をしましょう．

4. 薬液などによる皮膚の損傷

口腔周囲の皮膚にFC（ホルムクレゾール），次亜塩素酸（ネオクリーナー）やフッ化ジアンミン銀（サホライド）等が付着すると，皮膚が褐色に変性し，数日間取れなくなります．保護者はそれらがシミになって残らないか心配になりますから，自然に改善すること，改善まで数日から1週間程度かかることなど，十分な説明と経過観察が必要です．

Note

咬傷の予防のために

治療終了時には咬傷を防ぐための注意を与え，生じてしまったときの症状と対応方法を本人および保護者に説明します．口唇・頬粘膜・舌を咬んだり吸ったりしないようにロール綿を咬ませておく方法もあります．

ただし治療後に泣き叫びつづける子ども，低年齢でロール綿を咬みつづけることが難しい子どもに対しては効果的でないことも多く，対応策をとっても起こってしまうことがあります．

しかし，十分な説明や対応策がなされていれば，保護者の不安は軽減され，冷静に対応してくれることでしょう．

15

小児歯科の安全管理

基礎編　Ⅱ 診療の流れ

● 治療中に生じる可能性のある全身的偶発症とその対応

1. 呼吸・循環器に異常を生じる偶発症

　治療中あるいは治療前後に生じる偶発症には，喘息発作，アナフィラキシーショック，窒息，急性心不全など，呼吸や循環等に異常をきたすものがあります．喘息発作は，軽度であれば膝を抱えて座らせて，冷たい水を飲ませたり，手持ちの吸入薬があれば吸入させるなど，ある程度改善方法に予想がつくものもあります．しかし多くの場合，その時点では原因が不明であったり，何を優先して処置を行うべきか，判断できないこともあります．

　これらに対応するためには，一次救命処置の手順を理解し，実行可能な手技を身につけておくことが必要であり，かかりつけ歯科医本人がいち早く判断して実行しなければならないことです（図1）．救命救急処置を施行するうえで必要な器材として，酸素吸入器，アンブ蘇生バッグ，血圧計，パルスオキシメーター，AED，エピペンなどの準備を可能な限りしておくことをお勧めします．

　これらの研修を受け，器材を準備したうえであっても，緊急事態に正確な判断と行動を起こすことはなかなか難しいものです．緊急事態に直面したときに，最も大事なことは，「一人で抱え込まない」ことです．一次救命処置は必要不可欠ですが，同時に救急車の出動を依頼し，より専門性の高い人と一緒に救命活動を行う環境に1分1秒でも早くもっていくことで，子どもの救命率は格段に向上するということを忘れないようにしてください．

2. 嘔吐物・充填物・治療用小器具の誤飲および誤嚥（図2）

　子どもの治療中の誤飲・誤嚥でもっとも多いのは嘔吐物です．小児歯科治療中は気分がすぐれない場合だけでなく，号泣することによって嘔吐することがよくあります．いつでも嘔吐に備え，嘔吐物が口腔内に上がってきたら，まず歯科用バキュームで吸引しながら顔を横に向け，身体を側臥位にし，用意した膿盆などに嘔吐させましょう．胃に戻ることは問題ありませんが，戻る際に気管内に誤嚥する危険を避けるため，できるだけのみ込ませないことが重要です．

　充填物・治療用小器具の誤飲・誤嚥を防止するもっとも有効な方法はラバーダム防湿の装着です．これによりほとんどの充填物や小器具の誤嚥・誤飲は未然に防ぐことができますが，万一誤飲・誤嚥させてしまった場合は以下のような対応をとります．

①口腔内，咽頭部に充填物や治療用小器具が確認できる場合

　落ち着いて，物から目を離さず，身体を起こさず，水平位あるいは顔を横に向け取り出すか側臥位や腹臥位にして吐き出させます．

Note

救命処置の方法を学ぶには

　一次救命処置を学ぶには，さまざまな方法があります．

・各地の消防本部が主催している救命講習：救命入門コース（小学生以上対象の心肺蘇生，AED使用法等），普通救命講習Ⅰ（一般市民による心肺蘇生法，AED使用法，気道異物除去，止血等），Ⅱ（一般市民よりも高頻度に救命処置を行う可能性のある人向け），Ⅲ（乳児・新生児・小児に対する救命処置と応急手当），上級救命講習（Ⅰ～Ⅲに加えて傷病者管理，搬送法，外傷の応急手当等）

・アメリカ心臓協会（AHA）公認：一次救命処置を学ぶ「BLSプロバイダーコース」，二次救命処置を学ぶ「ACLSプロバイダーコース」，小児一次救命処置を学ぶ「PEARSプロバイダーコース」，小児二次救命処置を学ぶ（PALSプロバイダーコース）など

・まずは普通救命講習かBLSプロバイダーコースを履修し，その後は医院の状況に見合った応用コースに参加することをお勧めします

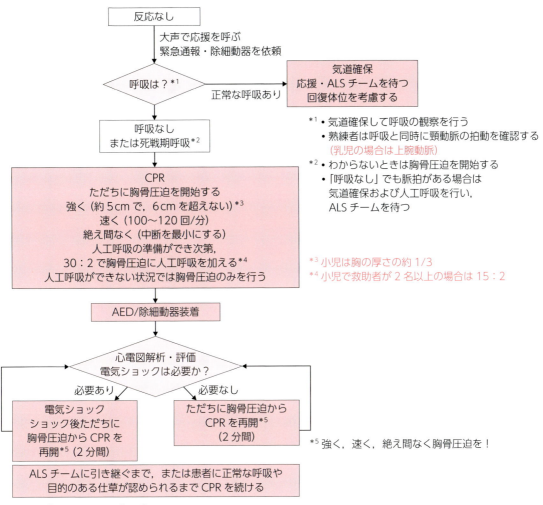

図1　医療用BLSアルゴリズム
(日本蘇生協議会. JRCガイドライン2015. 医学書院, 2016, 49.)

②目視できない場合（誤飲と考えられる場合）

　誤飲した充塡物や治療用小器具等は，ほとんどが数日以内に排泄されます．しかし，リーマーなどの鋭利な器具は，消化器の粘膜に刺さり炎症を起こし，外科的に除去しなければならないことがあります．これらを誤飲した場合は，すぐに胸腹部のX線写真撮影を行い誤飲物の位置を確認する必要があります．小児科のある病院に依頼するのが適切ですが，近くになければ小児専門医院にお願いしましょう．

③誤嚥が疑われる場合

　異物が上気道（咽頭，喉頭）を閉塞しているか下気道（喉頭より下，気管以降）まで落ち込んでいるかで症状が異なります．上気道にある場合，激しい咳き込み，呼吸困難，喘鳴等を認め，窒息による生命の危険性が高い可能性があります．下気道の場合も，咳き込み，呼吸困難，喘鳴を認め

＊乳児あるいは体格の小さい幼児

①胸部突き上げ法

股から背中に手を挟み込むようにして，腕で身体を，手のひらで頭をしっかり支えます．蘇生処置の胸骨圧迫と同様に，両乳頭を結ぶ線の少し下を2本指で強く圧迫します．

②背部叩打法

子どもの頭を下にして，股のほうからお腹側に手を通して手のひらで顎を支えます．子どもの頭を体よりも低くして，もう片方の手のひらの付け根で，肩甲骨の間の辺りを数回強く叩きます．

①②を異物が除去できるまで，あるいは呼吸が楽になるまで繰り返し行います．

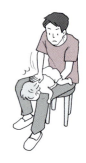

＊1歳以上の場合

逆さにするのが難しい大きな子どもの場合は，ハイムリック法（腹部突き上げ法）を行います．

ハイムリック法

背後から抱きかかえるようにして胴に両腕を回します．片方の手で拳を作り，拳の親指側を腹部中央で，へそのやや上に押し当てます．もう一方の手を拳の上に置き，腹部を上に向かって突き上げ圧迫します．

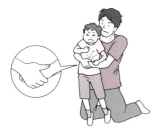 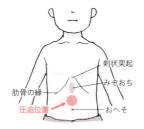

上記を異物が除去できるまで，または意識がなくなるまで繰り返します．異物が除去できず，意識がなくなった場合は心肺蘇生を開始してください．

図2　気道異物除去の方法[1]

ますが，無症状のこともあり，数日後から肺炎などの症状を呈することがあります．

　下気道閉塞の場合は，上気道のように急激な生命の危険は少ないと思われますが，処置は全身麻酔下での摘出手術になる可能性が高いので，この場合は救急車での病院搬送が必要です．いずれにしても誤嚥したとわかる場合には，ただちに救急車の依頼をして，酸素吸入の準備をしましょう．

　顔色が悪い，声が出ないあるいは小さい，呼吸ができないあるいは弱々しい場合には上気道閉塞の可能性が高いので図2のような対応を行います．

　　　　　　　　　　　　　　　落合　聡（おちあい小児歯科医院）

● 参考文献
1) 多賀谷貴史：子どもが誤嚥したとき―どのようなときが危険なのか．https://medicalnote.jp/contents/160411-021-CH.

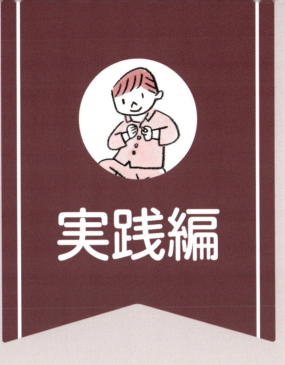

実践編

- 01 健全な歯への齲蝕予防
- 02 齲蝕に対する処置
- 03 歯周疾患に対する処置
- 04 口腔軟組織疾患の診断と処置
- 05 外傷への対応法
- 06 顎関節の異常
- 07 歯の萌出異常への対応
- 08 歯列・咬合異常における早期治療の実際
- 09 習癖への対応
- 10 歯科でみられる先天異常・遺伝性疾患
- 11 口腔機能発達の問題への対応

Column 虐待・マルトリートメントへの対応

01 健全な歯への齲蝕予防

- 健全な歯を守ってこそ，かかりつけ歯科医です．口腔の健康管理のなかでも小児期はやはり齲蝕予防が重要です．
  歯の検診で来院した患者さんに対して，「むし歯はありません．歯ぐきもきれいですよ」と言って帰宅させるのでは，「むし歯ができたら来院しなさい」と言うのと何も変わりません．かかりつけ歯科医は，健全歯の齲蝕予防にどのように対処していくかを十分習得しておく必要があります．

- **齲蝕予防法には，シーラント，フッ化物歯面塗布，フッ化物洗口，フッ化物配合歯磨剤の応用などがあります**．実際には，歯磨きや食生活の状況といった生活環境を考慮に入れて判断します．
  また，予防処置を行って終わりでもありません．予防処置は，齲蝕リスクの評価，歯科保健指導，そして継続的管理と組み合わせて効果が上がります．

1. シーラント（窩溝塡塞）

小窩裂溝から発生する齲蝕の予防として効果があります．萌出直後は，歯質が未成熟で齲蝕になりやすいため，歯の萌出後，できるだけ早い時期に行うのが効果的です．しかし，すべての幼若永久歯が適応ではありません．適応歯の選択に熟慮するとともに窩溝の清掃や防湿に対する配慮が必要です．そして，施術後の管理による予後の観察が必須です．

シーラントはかかりつけ歯科医が取り組む齲蝕予防法です．

● シーラント

1．処置と対応

①萌出途上でラバーダム防湿が不可能な場合

防湿が不完全な状態でシーラント（窩溝塡塞）を行うと，シーラント材の脱落や辺縁破折が起こりやすく，齲蝕発生の原因となってしまいます．ラバーダム防湿が可能となるまで，フッ化物含有量の多いグラスアイオノマーセメントを用いて暫間的に小窩裂溝を封鎖しておきます．

[処置の術式]
1) 歯面清掃：ブラシコーンによる歯面の機械的清掃を行います．研磨剤は小窩裂溝に圧入されて残留しやすいため，使用を避けます．
2) 簡易防湿：ロール綿などを用いて防湿を行います．
3) セメント塡塞：歯面を乾燥させたうえで，フッ化物を多く含有し歯質接着性を有するグラスアイオノマーセメントを小窩裂溝に擦り込むように塡塞します（**図1**）．着色されたセメントを用いれば，将来，シーラント材と置き換えるとき除去が簡単です．

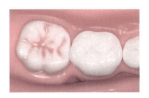

図1 グラスアイオノマーセメント塡塞

Note
シーラントの適応症
- 歯口清掃状態
- 齲蝕リスクテストの結果
- 齲蝕経験歯数

などを考慮して適応を判断します．

②ラバーダム防湿が可能な場合

[処置の術式]
1) ラバーダム防湿（p.184 処置のポイント「ラバーダム防湿の実際」参照）
2) 歯面清掃：ブラシコーンによる清掃を行います．フッ化物含有の研磨剤は，エッチング効果が減弱するので使用を避けます．
3) 小窩裂溝清掃
   機械的清掃：超音波機器などを用いて，小窩裂溝の清掃を行います．超音波機器を用いる場合，エナメル質表面が壊される恐れがあるので，パワーは最小に設定する必要があります．
   化学的清掃：次亜塩素酸ナトリウムと過酸化水素水の交互洗浄によって有機物を取り除きます．次亜塩素酸の漏洩には十分な注意

が必要です．
4) エナメルエッチング：必要最小限の範囲にエッチング材を塗布します．
5) シーラントの塡塞：過剰に塡塞しないように注意が必要です．過剰な塡塞は，対合歯との咬合接触によって破折してしまいます（図2）．
　塡塞したら硬化の前に余剰なシーラント材を極小綿球で拭き取ります．硬化後は，歯質との境界や硬化の状態を探針などでチェックします．
6) ラバーダム防湿の除去

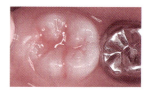

図2　過剰シーラント

2. 臨床上の注意

　ラバーダム防湿を省いたり，不十分な塡塞をすると，齲蝕発生を誘発する原因となります．

　小窩裂溝の形態はさまざまで，完全な清掃を行うのはむずかしく，裂溝底部には石灰化物や細菌が残留してしまいます．しかし，裂溝の奥の細菌は完全な封鎖によって活性化しないともいわれています．

Note
塡塞材料の種類
- 化学重合型レジンシーラント
- 光重合型レジンシーラント
- 光重合型グラスアイオノマーセメント

フッ化物徐放性で光重合型のものがお勧めです．

3. 説明の仕方

　齲蝕にならないわけではないので，定期的に管理を続け，いままで同様に歯磨きをする必要があることを伝えます．

4. 予後の見方

　3〜4か月ごとに辺縁破折，脱落などの診査が必要です．これを怠ると，シーラント材の破折部，脱落部は齲蝕の誘因となってしまいます（図3）．

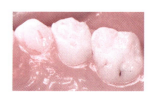

図3　シーラントの破折，脱落によると思われる齲蝕

Hint　シーラントのポイント

1. 部分的破折，脱落が起こったら，裂溝を再度清掃し，部分的に補修します．トラブルの原因についても考えてみましょう．
2. エナメルエッチングによるエナメル質表層の脱灰を再石灰化させる目的で，シーラント後，歯面にフッ化物を塗布することを勧めます．

2. フッ化物局所応用法

　フッ化物は，エナメル質を構成するハイドロキシアパタイトの水酸基と置換することによって，フルオロアパタイトを形成し，耐酸性を高め齲蝕になりにくくするものです．決して齲蝕にならない歯質にするものではないことを説明する必要があります．

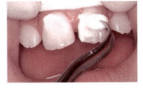

図4　綿球によるフッ化物塗布

● フッ化物の歯面塗布

1. 処置と対応

　綿球（図4），綿棒（図5），歯ブラシなどを用いて塗布する方法とイオン導入法があります．歯ブラシを用いると効率よく歯面に塗布できます（図6）．隣接面には，デンタルフロスやスリーウェイシリンジのエアによってフッ化物を送り込むようにしましょう（図7）．

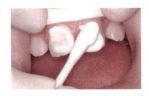

図5　綿棒によるフッ化物塗布

[処置の術式]
1) 歯面清掃：歯面にプラークや沈着物があると，効果が薄れます．
2) 簡易防湿：唾液の中ではフッ化物の歯面への密着性が低下します．
3) 歯面乾燥：歯面が湿っていると，歯面に接するフッ化物の濃度が低下します．
4) フッ化物塗布：綿球，歯ブラシ，ポリッシングカップなどを用いて，擦り込むように塗布することもあります．

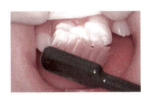

図6　歯ブラシによるフッ化物塗布

2. 臨床上の注意

　低年齢児はフッ化物の味を好まないことが多いようです．何が何でも1回で全顎塗布を行おうとせず，嫌がる小児に対してはブロック単位で塗布し，慣らすようにしましょう．

　萌出後間もない歯は，歯質が未成熟でフッ化物への反応性が高く，もっとも効率よく取り込みます．フッ化物の応用は，1歯単位で行うものと，1口腔を対象として行うものがありますが，萌出後間もない乳歯や幼若永久歯を，1歯単位で重点的に塗布するよう考えるのがよいでしょう．

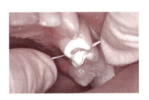

図7　デンタルフロスによる隣接面へのフッ化物塗布

3. 説明の仕方

　塗布後，約30分間はうがいや飲食をしないように指示するとともに，齲蝕になりにくくなっただけで，油断はできないことを説明します．フッ化物は100％完璧な齲蝕予防剤ではありません．

> **Note**
> **リン酸酸性フッ化ナトリウムゲルの味つけ**
> 　青リンゴ，ぶどう，オレンジ，いちご，ミントなどさまざまな味つけのものがあります．
> 小児の好みに合わせて使用することができます．

> 実践編

4. 予後の見方

3～4か月ごとに口腔内を診査し，必要があれば繰り返しフッ化物の塗布を行います．萌出途上の幼若永久歯や脱灰によるエナメル質の白濁部には効果的（再石灰化を期待）です．

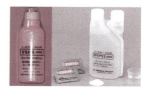

図8 ミラノール（左）とオラブリス（右）

● フッ化物洗口

ブクブクうがいができなければ，フッ化物の洗口はできません．ブクブクうがいが可能となる年齢は2歳を過ぎてからですが，上手にできるのは3～4歳ごろからです．13歳くらいまで続けるとよいでしょう．

フッ化物洗口剤には次のようなものがあります（図8）．
1）ミラノール（ビーブランド・メディコ・デンタル）
2）オラブリス（昭和薬品化工）

5～10mLを口に含み，30秒～1分間ブクブクうがいを行います．洗口剤の濃度によって1日1回法あるいは週1回法があります．

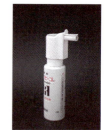

図9 スプレータイプのフッ化物

● その他

1）歯磨剤：最近では，ほとんどの歯磨剤にフッ化物が含有されています．歯質の強化という観点からは，フッ化物を含んだ歯磨剤を使用するほうがよいと思われます．歯磨剤の量は年齢ごとの目安を参考にするとよいでしょう（図10）．
2）スプレータイプのフッ化物（図9）：歯磨きが済んだ後，低濃度のフッ化物の溶液を歯に噴霧する方法も行われるようになりました．

> **Note**
> **フッ化物の毒性・有害性について**
>
> フッ化物の毒性については，通常指定された使用なら問題ないことが証明されています．しかし，子どもが誤って保存容器から服飲したときに，急性中毒を生じさせる可能性もあります．指示どおりの使い方を守らせることと，誤飲したときはすぐに吐出させたり，牛乳を飲用させるよう説明します．
>
> そのほか，斑状歯などについては正しい使用の範囲では生じ得ないことを説明します．
>
> しかし，不安があったり了解が得られなければ，無理に押しつけないほうがよいでしょう．

図10　フッ化物配合歯磨剤の年齢別の使用量[1, 2]

歯の生えはじめ〜2歳	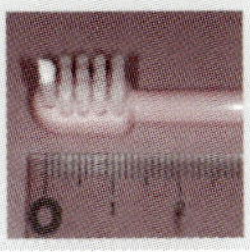	ゴマ粒程度
3歳〜5歳	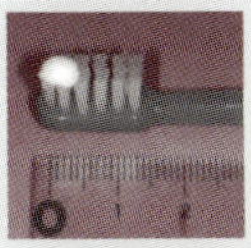	エンドウ豆程度 5mmくらい
6歳〜14歳	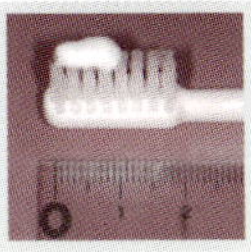	1cm程度 （歯ブラシの半分）
15歳以上		2cm程度

患者さんからの質問に対する回答の例

❶ フッ化物はどのくらいの頻度で塗ればよいのでしょうか？

　フッ化物濃度の高いものは，1年に1回塗布することで効果があるとされていますが，3〜4か月ごとの定期診査のたびに塗布して，齲蝕予防を図ることをお勧めします．

❷ フッ化物には毒性があると聞きましたが本当ですか？

　誤って多量に摂取した場合には急性中毒が考えられますが，一般的な使用の場合には問題がありません．

❸ もし，フッ化物を飲んでしまったら，応急処置はどうしたらよいでしょうか？

　多量のフッ化物を誤飲してしまったら，牛乳を飲用させます．牛乳中のカルシウムとフッ化物が反応し，無害のフッ化カルシウムになります．

❹ フッ化物はいつから塗ればよいのでしょうか？

　生えたての幼若な歯質ほどフッ化物は効果的に取り込まれます．歯が萌出したらフッ化物塗布を行いましょう．

進士久明（しんじ歯科クリニック）

● 参考文献

1) D. T. Zero：Effective Use of Self-care Fluoride Administration in Asia. *Adv Dent Res*, **24** (1)：16-21, 2012.

2) 日本口腔衛生学会フッ化物応用委員会編：う蝕予防の実際　フッ化物局所応用実施マニュアル. 社会保険研究所, 2017.

実践編

02 齲蝕に対する治療

■ 小児歯科診療において目指すゴールは，齲蝕がなく歯並びのよい，健全な永久歯列を育成して，健全な口腔の形態と機能の獲得を図ることです．その目標を達成するためには，小児の成長発達を考えた齲蝕治療を行うことが重要です．

■ 日本が齲蝕の洪水にあえいでいた時代は，「乳歯の齲蝕は痛みがなければいずれ生えかわるから放置してもいい」と考える向きもありました．しかし，乳歯の齲蝕をそのまま放置すると，いずれは必ず永久歯の齲蝕につながります．乳歯は嚙むことだけではなく，後継永久歯への交換をスムーズにするための役割も担っているため，小児の齲蝕治療は，将来の成長発達に大きく影響することを心に留めておきましょう．

■ 小児の齲蝕も生活習慣病です．成人と同様に小児の齲蝕も感染症の１つですが，細菌感染だけでなく多くの因子が影響して生じます．また，一般的な感染症とは違い，発症までに時間がかかります．そのため，現在存在する齲蝕は，半年から１年前の口腔内環境や生活習慣が反映されます．小児の齲蝕治療においては，齲蝕を処置するだけでなく，小児一人ひとりの齲蝕の原因を分析し，リスク因子の改善を目標に，食生活の指導や歯磨き指導などの必要な措置を講じることが非常に大切です．

■ 小児の齲蝕治療を行う際，齲蝕の大きさだけで治療法を決定するのは危険です．永久歯に交換するまでの期間，齲蝕活動性，患児の協力度，治療に対する保護者の理解度などを考慮することが重要です．

1. 齲蝕の診断

● 齲蝕の範囲の診断

乳歯でも，萌出して間もない幼若永久歯でも，小児の齲蝕は発生しやすく，一度発生すると進行しやすいという特徴があります．また，乳臼歯隣接面や幼若第一大臼歯咬合面に発生する齲蝕は発見が難しいものがあります（**図1，2**）．来院した小児の齲蝕を見逃さないように，注意が必要な部位の観察を十分に行う必要があります．

1. 視診，触診

まずは可及的に歯面のプラークを除去し，歯面を乾燥させて視診を行います．ただし，低年齢児や不協力児の歯にエアをかけるときは，声をかけながら，最小限にするようにします．

乳臼歯や幼若第一大臼歯の小窩裂溝は，探針を使って小さい穴があいていないか調べることも必要です．咬合面からは小さな齲蝕に見えても象牙質で大きく広がっている例に遭遇することはまれではありません．ただし，探針を使用するときは強く引っかけるような力を加えることは避けてください．

乳臼歯隣接面は永久歯よりも齲蝕の発見が困難ですが，齲蝕が生じている場合，隣接面部が周囲とわずかに異なる色調となることが多いです．また，ワックスのついていないデンタルフロスを通したときに，引っかかりやほつれが現れたときは齲蝕がある可能性が高いです．すこしでも気になれば，X線検査を行うのがよいでしょう．

2. X線検査

乳歯や幼若永久歯では，象牙質が薄く歯髄腔が広いために，想定以上に齲蝕の範囲が歯髄に近接していることが多いので，齲蝕治療前には必ずX線検査を行います．C_2程度の隣接面齲蝕の診断には，咬翼法X線写真が有用です（**図3**）．齲蝕が重度である場合や乳歯の脱落期が近い場合は，齲蝕の範囲だけでなく歯根の吸収程度，根尖病変の範囲，後継永久歯の位置異常の有無も確認します（**図4**）．

3. その他の方法

健全歯質または齲蝕に光を当てたとき，異なる蛍光が現れることを利用して，近年ではレーザーや可視光線を歯に当てて齲蝕を検査する機械も開発されています．

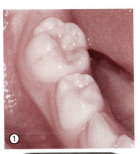
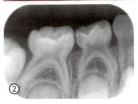

図1 視診では，判別が難しい乳臼歯隣接面の齲蝕
X線写真では ED̄ の隣接面に透過像が認められる

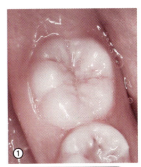
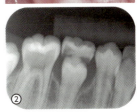

図2 視診では判別が難しい第一大臼歯の咬合面の齲蝕
X線写真では 6̄ の歯冠部に透過像が認められる

● 治療方針の決定に考慮する因子

1. 年齢

1～2歳の低年齢児では協力が得られないため，痛みや腫脹などの症状がなければ，まずは齲蝕進行抑制処置を中心に最小限の処置にとどめ，食生活や歯磨きの指導を中心に行います．一方，齲蝕歯が交換期に近いときも齲蝕進行抑制処置を行い，交換するまで齲窩の拡大やセメントの脱落がないか確認していく対応でよいでしょう．

2. 齲蝕リスク（齲蝕活動性）

齲蝕活動性の判断は，齲蝕リスク検査を行うのが理想です（「Note参照」）．ただ，口腔清掃状況，齲蝕の程度と歯数，保護者の患児の口腔内への関心の高さなどからもある程度のリスク判断ができます．小児齲蝕は進行が速いため，齲蝕リスクが高いと判断された場合は小さい齲蝕でも治療し，成形修復が可能である場合でも全部被覆冠の装着を行ったほうがよい場合もあります．

3. 齲蝕歯面数，歯の実質欠損の程度

歯冠崩壊が大きい場合は全部被覆を行いますが，歯冠修復が不可能な場合は，無理な形態の修復はせずに抜歯が選択されます．乳歯は永久歯の萌出スペースを確保しておく役割がありますが，歯冠形態の回復ができなければ隣在歯の傾斜を防止できなくなるため，抜歯して保隙装置（p.100参照）を装着します．

4. 歯肉膿瘍や瘻孔の有無，根尖病変の程度

X線画像で歯根周囲の透過像が顕著な場合，無理に保存せず抜歯が選択されます．特に乳臼歯では根分岐部に透過像ができることが多く，この場合根管治療は困難になります（図5）．直下には永久歯が存在するため，無理に保存しても永久歯の形成不全を招きかねません．

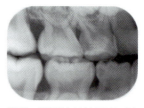

図3 咬翼法X線写真で確認された乳臼歯の隣接面齲蝕

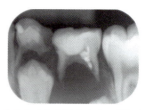

図4 「E の根尖病変に起因した「5 歯胚の位置異常

Note
齲蝕リスク検査
患児または保護者に齲蝕のできやすさ（齲蝕リスク）を認識してもらい，患児の口腔への関心を高める方法として用いられます．さまざまな検査が市販されていますが，よく使われているものにミュータンスレンサ球菌や乳酸桿菌（ラクトバチルス菌）の数を調べるもの，プラークに含まれる細菌がどれだけ酸を産生するかを調べるものがあります．

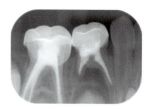

図5 「D の根分岐部に認められた透過像

2. 乳歯齲蝕/軽度の齲蝕（〜C_2）

1）齲蝕部位にかかわらず行う一般的な対応

● 齲蝕をみつけたら

　小児の口腔内に齲蝕をみつけたら，口腔内の状況，問診票，医療面接から齲蝕の原因を特定し，それを改善できるよう指導します．齲蝕は細菌因子，食餌因子，宿主因子が悪い状況で揃ったときに発症すると考えられています（「Note」参照）．なかでも小児の齲蝕の程度に特に強く影響するのは，間食を中心とした食生活，本人や保護者による歯磨き習慣の状況です．齲蝕が発生しやすく，進行しやすい小児に対し，原因を明らかにせずに治療しても再発を繰り返すため，小児や保護者から信頼を得ることは難しいでしょう．

● 低年齢児，不協力児への対応

1. 処置と対応

　患児が低年齢または不協力児の場合には，まずフッ化ジアンミン銀の塗布（図6），グラスアイオノマーセメントの暫間的充填などの齲蝕進行抑制処置を行います．フッ化ジアンミン銀を塗布する際は，スプーンエキスカベーターなどを用いて遊離エナメル質を除去した後に行うのが望ましいとされていますが，患児の協力状況に配慮し，十分に塗布ができないようであれば来院のたびに繰り返し塗布を行うとよいでしょう．

　グラスアイオノマーセメントの暫間的充填はART（Atraumatic Restorative Treatment：非侵襲的修復治療）テクニックとよばれ，齲蝕の進行抑制に有効です．手用切削器具を用いて齲蝕歯質や食物残渣を取り除き，充填を行います．フッ化ジアンミン銀の塗布とARTテクニックを併用してもよいでしょう（図7）．また，グラスアイオノマーセメントの代わりにタンニン・フッ化物合剤配合カルボキシレートセメントを用いるのも有効です．なお，これらは歯髄に達していない齲蝕が原則です．

　保護者への食生活・生活習慣指導，齲蝕の進行抑制と並行し，患児のトレーニングを行い，治療ができる状態になれば治療を開始します．トレーニングが有効な年齢は患児の個性によって異なりますが，3歳〜3歳6か月以降であることが多いです．

2. 臨床上の注意

　フッ化ジアンミン銀の塗布は，歯が黒変するという審美的な問題があ

Note
齲蝕リスクに影響する因子
診察・医療面接で評価すべき項目の一例
1. 細菌因子
 ・プラークコントロールの状況
 ・仕上げ磨きの習慣
 ・デンタルフロスの使用状況
2. 食餌因子
 ・間食の回数，種類，量
 ・3食がしっかりとれているか
3. 宿主因子
 ・歯の性状・形成不全の有無，裂溝の深さ

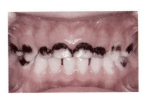

図6　フッ化ジアンミン銀塗布後

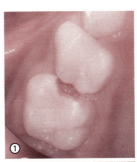

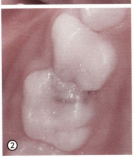

図7　齲蝕進行抑制処置前（①）および処置後（②）
　フッ化ジアンミン銀塗布とグラスアイオノマーセメント暫間充填の併用

り，近年ではその使用が敬遠される傾向にあります．一方で，低年齢や不協力児への齲蝕進行抑制効果は高く，現在でも有用な薬剤といえます．また，高齢者の根面齲蝕に対する応用が近年になって海外で評価され，フッ化ジアンミン銀に関する研究が増加しています．

塗布を行う際は歯の黒変について保護者に十分説明を行います．治療が行えるようになれば着色部は除去できることも説明しましょう．誤って歯肉や口腔粘膜，皮膚に付着するとその部分も1週間ほど黒変するので取り扱いには十分注意してください．口唇やその周囲の皮膚にワセリンやココアバターを塗布して薬液が接触しないように工夫するのもよいでしょう．

あくまでも進行抑制の処置であるため，協力度が上がればきちんと治療を行うのが原則です．なお，明らかな齲窩が形成されてしまった齲蝕に，フッ化ナトリウムなどを用いた局所塗布を行って様子をみることは効果が期待できません．審美性の問題を考慮したいのはわかりますが，どんどん齲蝕が大きくなって保護者に不信感を抱かれる原因になります．

治療の実際

1．処置と対応

小児の齲蝕治療で歯の切削を行う際は，基本的に局所麻酔（図8，表面麻酔を施したうえで浸潤麻酔を行う）とラバーダム防湿（図9）を行うべきです．乳歯の齲蝕治療だからといって麻酔をせずに治療をすると，軟化象牙質を取り残したり，確実な除痛ができずに協力度を低下させてしまったりしてスムーズな治療を妨げます．また，ラバーダム防湿を行うことによって，安全で確実な齲蝕治療を行うことができます．少々の手間とコストはかかりますが，得られるメリットのほうがはるかに大きいといえるでしょう．

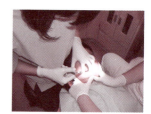

図8　浸潤麻酔が見えにくいように工夫する

2．臨床上の注意

窩洞が深い場合には，水酸化カルシウム製剤で間接覆髄を行うのもよいですが，その後コンポジットレジン修復を行うのは接着面積が減少するために，近年では必ずしも推奨されていません．非常に歯髄に近接しているために経過をみる必要がある場合は，覆髄後グラスアイオノマー充填を選択したほうがよいでしょう．また，処置中に露髄した場合は，生活歯髄切断法が選択されます．乳歯の齲蝕治療において直接覆髄は，生活歯髄切断に比べて術後の成功率が低いためあまり選択されません．

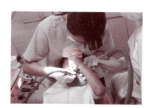

図9　ラバーダム防湿を行いながらの齲蝕治療

2）平滑面の齲蝕（唇側，舌側）

平滑面に発生する乳歯齲蝕の代表は，哺乳齲蝕です．3歳未満の低年齢児に発生し，おもに唇・舌側面から急速に歯冠全体に広がります．原因に

は長期の授乳習慣，日常的に摂取している清涼飲料水などの飲みものが影響することが多いです．また，口腔清掃不良を原因に，歯頸部に齲蝕が発生することがあります．

● エナメル質に白濁が認められる場合

この段階では再石灰化が期待できるため，齲蝕予防の方策を念入りに行うのがよいでしょう．保護者への甘味飲食物の摂取回数や量のコントロール等の食生活指導を徹底し，スクラビング法などによる歯口清掃指導を行ってプラークの除去に努めます．さらに，年齢に応じたフッ化物の局所応用（フッ化物配合歯磨剤，フッ化物塗布，フッ化物洗口，「Note」参照）を行います．近年では平滑面に適応可能な歯面コーティング材も販売されています．

● エナメル質にわずかな実質欠損が認められる場合

この段階での対応は，個々の患児の齲蝕リスクによって決定します．家庭と歯科医院で注意を払うことで進行せず管理可能なのかを判断します．

管理可能ならば食生活指導，ブラッシング指導，フッ化物塗布を行います．管理が難しいときは，削除する歯質を最小限にしてコンポジットレジン，グラスアイオノマーセメントによる修復を行います．エナメル質に限局した齲蝕であれば局所麻酔は不要ですが，乳歯の歯質はエナメル質も象牙質の厚さも永久歯の約1/2であることに注意しましょう．

● 象牙質に達する実質欠損が認められる場合

齲蝕を生じているのが唇側または舌側に限局している場合，コンポジットレジン，グラスアイオノマーセメントによる修復が適しています．しかし隣接面を含む広範囲が齲蝕になっている場合や齲蝕リスクが非常に高い患児の場合は，全部被覆を行う方がよいでしょう．乳前歯部であればクラウンフォームを用いたコンポジットレジン冠修復（図10），乳臼歯部では既製金属冠修復が用いられます（図11）．

3）隣接面の齲蝕

隣接面の齲蝕が発生しやすい時期は，乳前歯で2～3歳，乳臼歯で3歳6か月以降です．いずれも，間食の摂取回数，次にデンタルフロス等を用いた歯間部の清掃状況の影響が大きいようです．特に乳臼歯隣接面の齲蝕は永久歯に比べても発見が難しいため，見逃さないよう十分注意が必要です．

> **Note**
> **国内で適用可能なおもなフッ化物利用法と留意点**
> 1. フッ化物配合歯磨剤
> - 6歳未満には500ppmの歯磨剤が推奨される．
> - 年齢によって歯磨剤の使用量を調整する必要がある．
> 2. フッ化物洗口
> - 応用できるのはブクブクうがいのできる小児．4歳未満は原則禁忌
> 3. フッ化物歯面塗布
> - 歯科医師，歯科衛生士が行うので安全性が高い方法とされている．
> - 年齢による制限はない

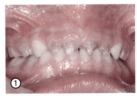
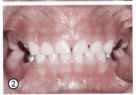

図10 コンポジットレジン冠修復前（①）と修復後（②）

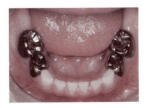

図11 乳歯用既製金属冠修復

● エナメル質に白濁が認められる場合

　デンタルフロスの使用時に歯面にざらつきがあるが，X線写真上では透過像を認めない場合，平滑面の場合と同様に齲蝕予防の方策を重点的に行います．保護者による仕上げ磨きの際にデンタルフロスを用いて隣接面のプラーク除去を実施するように指導します．乳歯の隣接面は面接触であり，また，歯頸部の狭窄が著しいため，意識してデンタルフロスを歯に沿わせるようにする工夫が必要です．

　また，フッ化物局所応用により再石灰化を促します．隣接面にフッ化物を到達させるために，ブクブクうがいができる年齢であればフッ化物洗口が効果的です．フッ化物歯面塗布を行う場合は，ゲル状よりも液体状の薬液の方が隣接面に到達しやすく，ゲル状の場合はデンタルフロスを用いると効果的です．

● エナメル質にわずかな実質欠損が認められる場合

1．処置と対応

　X線上で透過像がエナメル質の厚さの1/2を超えている場合は，食生活指導，ブラッシング指導，フッ化物局所応用だけで進行をくい止めることは困難です（図12）．歯質の切削を行わない場合は，フッ化ジアンミン銀を用いて齲蝕進行抑制を図るのもよいでしょう．隣接面の齲蝕は，視診だけでは大きさの変化がわからないため，定期的にX線写真（咬翼法が有効）を撮影する必要があります．齲蝕が大きくなるようであれば，歯髄処置になる前にコンポジットレジン修復を行います．

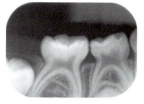

図12　乳臼歯隣接面のX線透過像がエナメル質の厚さの約1/2程度
　これ以上の透過像の場合は治療を行うのが望ましい

2．臨床上の注意

　隣接面へフッ化ジアンミン銀を応用する場合は，デンタルフロスを隣接部に通したまま，ピンセットでフッ化ジアンミン銀をごく少量取ってフロスに浸し，フロスを動かすことで塗布できます．フッ化ジアンミン銀の塗布にあたっては保護者への十分な説明が必要ですが，乳臼歯部の隣接面であれば比較的抵抗は少ないようです．

● 象牙質に達する実質欠損が認められる場合

　齲蝕が隣接面のみに限局している場合，おもにコンポジットレジン修復が選択されます．近年はコンポジットレジンの接着性も大きく向上したので，鳩尾形などの保持形態を付与する必要はほとんどありません．
　インレー修復を行う症例は少なくなってきましたが，齲窩がやや広く充填での修復が難しい場合に選択してもよいでしょう．その場合は，乳歯で

は深く窩洞形成できないために脱離しやすいことから，頬側または舌側に保持溝を設けるWillettの窩洞が望ましいです（図13）．齲蝕が隣接面だけでなく咬合面，頰舌側面の広範囲に及んでいる場合は，全部被覆をお勧めします．

4）小窩裂溝部の齲蝕

乳臼歯の小窩裂溝に齲蝕が発生しやすいのは3歳前後とされています．特に第二乳臼歯の萌出中に歯ブラシが届きにくいために，齲蝕が発生しやすくなります．また，下顎第一乳臼歯の裂溝が非常に深くなっていることがあるため，注意が必要です．

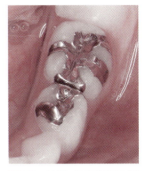

図13 Willettの窩洞を用いたインレー修復

● エナメル質に白濁または着色が認められる場合

平滑面の場合と同様に齲蝕予防の方策を重点的に行います．確実に実質欠損がないことが確認できれば，予防塡塞（グラスアイオノマーセメント系またはレジン系）を行うのも効果的です（図14）．

● エナメル質にわずかな実質欠損が認められる場合

小窩裂溝部に実質欠損を生じた場合の多くは，いずれ歯の切削が必要になります．削除する歯質は実質欠損のある最小限の範囲にとどめ，コンポジットレジン，グラスアイオノマーセメントによる修復を行います．

● 象牙質に達する実質欠損が認められる場合

齲蝕を生じているのが咬合面に限局している場合，コンポジットレジン，グラスアイオノマーセメントによる修復が適しています．小窩裂溝の一部のみに齲蝕を生じている場合は，最小限の歯質の切削を行って充塡を行い，周辺の小窩裂溝には予防塡塞を行う方法（予防的レジン塡塞法）も有効です．

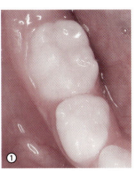

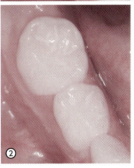

図14 下顎右側乳臼歯の予防塡塞

グラスアイオノマーセメント（①）を用いたものとレジン系材料（②）を用いたもの

3. 乳歯齲蝕／重度の齲蝕（C₃〜）

1）大きな齲蝕があるときの対応

　小児は，重度の齲蝕が口腔内にあっても，痛みや不快感を自覚していないことがあります．また，痛みの程度をはっきり話せなかったり，痛む歯があいまいであったりすることもあります．たとえば保護者が「前歯を触って痛がる」と訴えても，原因歯を臼歯部に発見することはよくあります．したがって，患児がなんらかの痛みや不快感を訴えるときは，指でさすところだけでなく，口の中全体を見て原因となりうるところはないか，齲蝕以外の問題がないかを注意して観察することが大切です．交換期乳歯の動揺，永久歯萌出時の違和感等を「痛い」と表現することもあります．

2）症状別の対応

● ときどきしみる

1．処置と対応

　齲蝕が歯髄に近接している，または，すでに歯髄と交通している場合が考えられます．X線像から軟化象牙質の除去によって露髄するかしないかを事前に診断することが困難なことも多々あります（**図15**）．実際には，軟化象牙質を除去して露髄の有無を確認してから，対応を決定することが多くなります．

　軟化象牙質の除去を完了しても露髄しなかった場合，必要があれば覆髄して歯冠修復を行います．露髄した場合は水酸化カルシウム製剤を用いた生活歯髄切断が第一選択となります．生活歯髄切断を行う際はX線像から歯根の吸収状態などを把握します．交換期が近い場合は抜歯を考えます．

2．臨床上の注意

　乳歯の齲蝕治療では，直接覆髄はほとんど選択されません．生活歯髄切断を行うときは，歯髄切断面に直接触れる材料や器具が多いことから，滅菌した器具を用います．滅菌レベルと処置時間は予後に大きく影響します．

3．説明の仕方

　歯髄または歯髄に近接した部分の処置を行った際は，処置当日に多少の違和感がある場合がありますが，多くは翌日までに消失します．保護者に観察してもらうようにし，翌日以降も痛みがあったり，歯肉が腫れたり，

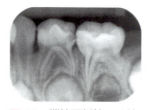

図15　隣接面齲蝕のX線像
歯髄と交通しているか否かの事前判断は困難

Note
ホルモクレゾールの使用
　生活歯髄切断法にはホルモクレゾール（FC）を用いた方法があります．根管口部で歯髄切断を行った後でFCを作用させ，残存歯髄を固定する方法は，水酸化カルシウムを用いた方法よりも成功率がよいという報告もあります．しかし，ホルマリンには毒性があり，化学物質過敏症の原因としても問題視されていることから，使用頻度が少なくなっています．

手を口にもっていくなどの不自然な動作や，食欲の減退などがあれば連絡するように指示します．

● 咬合時に痛む

1．処置と対応

　咬合時痛を呈する原因にはさまざまなものがあります．露髄はしていなくても，齲蝕が歯髄に近接して齲窩への冷温水刺激で痛みがある場合，すでに歯髄と交通し，齲窩に食片が圧入するなどして痛みを訴える場合（潰瘍性歯髄炎，増殖性歯髄炎），根尖部に病変が形成されており，咬合時に違和感がある場合（慢性根尖性歯周炎）などが考えられますが，齲蝕以外の原因でも咬合時痛を生じることがあるので注意が必要です．

　食物残渣と軟化象牙質を除去したとき露髄しなければ歯冠修復を行い，露髄した場合は生活歯髄切断を第一選択とします．天蓋を除去したときに冠部歯髄を認めない場合や出血が著しい場合，歯髄の切断を行っても止血が困難な場合は，根部歯髄まで影響が及んでいると考えて抜髄に移行したほうがよいでしょう．また，X線像で根尖部に透過像が確認できた場合は感染根管治療を行います．なお，抜髄や感染根管治療を行う際に歯根の1/3以上が吸収されている場合は，水酸化カルシウム製剤で根管充塡を行っても吸収されやすく，予後がよくないことから抜歯を考えます（図16）．

2．説明の仕方

　歯髄処置を行う場合，処置後に多少の違和感が出現するかもしれないことを説明する必要があります．また，処置が終わった後，浸潤麻酔が効いている間は口唇や頰部に違和感があるために強く触ったり嚙んだりして咬傷を生じやすいことに注意が必要です（図17）．浸潤麻酔によるしびれが消失する際の違和感を「痛み」として表現することもあります．

3．予後の見方

　生活歯髄切断や抜髄，感染根管治療を行った場合には，その後に歯根の内部吸収および外部吸収を惹起したり，根尖性歯周炎の所見を認める場合も少なくありません．永久歯に交換するまで，6～12か月ごとにX線撮影を行い，経過観察を行うのがよいでしょう（図18）．

● 持続的に痛む

1．処置と対応

　何もしていなくても痛い自発痛は夜間に出現しやすく，寝られなかった

> **Note**
> **齲蝕以外に生じる咬合時痛の原因**
> 1．軟組織の異常
> アフタ性口内炎の痛みを，保護者が齲蝕ができたと考えて来院することが多い
> 2．隣接面からの食片圧入
> 歯肉に食物残渣が入り込んで痛んだり，炎症を起こしていることがある
> 3．乳歯の交換期や永久歯の萌出時の痛み
> 乳歯の動揺のほか，萌出中の永久歯の歯肉弁を咬合時に咬んでいたり，一時的に歯冠周囲炎を起こしていたりするために痛みが生じることがある

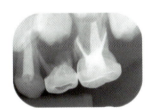

図16　歯根吸収のため感染根管治療では対応できない例
　歯根の1/3以上が吸収されている

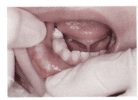

図17　下唇の咬傷
浸潤麻酔後7日目の状態

り食事を摂れなかったりすることがしばしばあります．その原因としてはおもに細菌感染による歯髄の急性炎症（急性化膿性歯髄炎）が考えられます．急性期の場合，患児がはっきり痛みのある歯を指し示せないことが多くあります．同じ程度の齲蝕を認める歯が2本以上ある場合，部位の特定が非常に難しいですが，急性化膿性歯髄炎を呈している歯は打診に反応することがあります（図19）．

多くは歯髄全体が炎症を起こしているため，抜髄が必要となるケースがほとんどです．処置後は，鎮痛薬を3回分程度処方するのもよいでしょう．

2. 臨床上の注意

急性症状を起こした齲蝕歯は，浸潤麻酔が奏功しにくいことが多く，抜髄が困難になりがちです．通常の浸潤麻酔で効果が得られにくいようであれば，何度も痛い思いをさせるより歯根膜麻酔や髄腔内麻酔の使用も考慮して，できるだけ早く麻酔の効果が得られるようしてください．痛みが何度も続くと患児の協力が得られなくなってしまいます．

3. 説明の仕方

抜髄処置を行った日は，痛みが軽減されているかを経過観察するよう保護者に指示します．また，根管充填後，予後不良の場合は感染根管治療が必要になります．本人の訴えに注意し，ブラッシング時には歯肉の状態を観察するように指示してください．

4. 予後の見方

急性化膿性歯髄炎の症状を呈した歯については，治療を行っても後に根尖性歯周炎の症状を生じる可能性があります．永久歯に交換するまで，定期的にX線撮影を行い，経過観察をしてください．

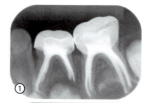
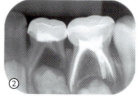

図18 抜髄後の根管充填（①）と，2年経過時のX線像（②）
歯根および水酸化カルシウム製剤の吸収が生じ，根尖病変が出現している

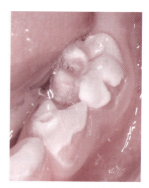

図19 「DE に同程度の齲蝕を認め，急性期では患歯の同定が困難だった例

● 歯が浮いたようにとても痛む

1. 処置と対応

急性化膿性根尖性歯周炎（歯根膜炎）の症状が考えられます．患児がはっきり痛みのある歯を指し示せないことがありますが，強い打診痛と動揺を認めることが多いため，X線像で根尖や根分岐部に透過像を認めなくても，患歯を同定できます．

まず行う処置は，痛みを軽減させることです．感染根管治療に準じた歯髄腔の開放を行い，抗菌薬および鎮痛薬の投与を行います（「Note」参照）．歯髄腔の開放を行うときはできるかぎり歯に力がかからないようにしてください．開放後，刺激の原因になっている感染（壊死）歯髄を除去し，洗浄を行います．可能であれば咬合面を削除し，歯の安静を図ったほうがよ

いでしょう．根管からの出血や排膿，浸出液の状況によっては，緊密な仮封をせず，通気性仮封材（サンダラック）を浸した綿球を髄腔に置き穿通仮封を行います（図20）．ただし，長期間解放したままにするとかえって痛みを生じることがあるので注意が必要です．次回来院時に炎症が軽減していれば，通常の感染根管治療を行いますが，歯槽骨や歯根の吸収の程度が大きい場合は抜歯を選択します．

2. 臨床上の注意

　永久歯の歯髄では根尖性歯周炎を生じている場合には，通常は壊死しています．しかし乳歯は，一部の歯髄が生活状態で痛みを伴うことがしばしば認められ，歯髄腔開放や感染根管治療を行う際には，多くの場合，局所麻酔を行ったほうがよいと考えられます．抜歯が必要なケースでも，急性期に抜歯することは禁忌とされています．歯髄腔の開放や抗菌薬の投与を行い，急性症状が沈静化した後に抜歯を行います．

3. 説明の仕方

　以上の処置を適切に行ったとしても，急性期から慢性期への移行過程で歯肉や頬部の腫脹などは避けられないことがあります．あらかじめ腫脹が出現する可能性を説明しておきましょう．

4. 予後の見方

　感染根管治療を選択して歯を保存したとしても，その後炎症が継続（再発）して骨吸収・歯根吸収をきたしたり，膿瘍を形成したりする場合があります．定期的にX線写真撮影を行い，経過観察する必要があります．

　乳歯の場合は，髄床底に副根管が多く存在していたり，歯根吸収を生じたりするために，確実な感染根管治療は難しいとされています．痛みや腫脹がなくなればいったん水酸化カルシウム製剤で根管充填し，経過をみることになります．繰り返し膿瘍が形成されたり痛みを生じたりする場合は，無理に保存することでかえって永久歯の形成不全（ターナー歯）を生じさせることがあるので，抜歯します．

● 顔面に腫脹が認められる

1. 処置と対応

　小児では，急性化膿性根尖性歯周炎を原因として，顔面に腫脹を生じたり，発熱したりすることが多くあります（図21）．これは細菌感染が歯髄から根尖歯周組織を経て顔面周囲にまで影響した状態です．摂食障害や開口障害を伴うこともあり，状況によっては入院して静脈からの水分栄養補給と抗菌薬の投与が必要になります．かかりつけ歯科医の機能を越える

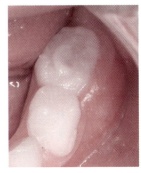

図20 サンダラックを浸した綿球によって穿通仮封を行った $\overline{E}$

Note 小児の歯科治療に用いられる薬剤

　小児に使われる抗菌薬の第一選択は，ペニシリン系（例：アモキシシリン，商品名：サワシリン）ですが，症状によってセフェム系を用いることもあります．これらの薬剤にアレルギーがある場合は，マクロライド系が選択されます．そのほかの抗菌薬は小児において安全性が確立されていないことが多く，通常は使用されません．鎮痛薬はアセトアミノフェン（商品名：カロナール）が選択され，ロキソプロフェンナトリウム（商品名：ロキソニン）などは小児には通常選択されません．

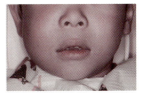

図21 急性化膿性根尖性歯周炎による顔面腫脹

と判断される場合は，無理をしないで専門医療機関を紹介してください．

　摂食障害がなく，発熱を除いた全身状態に問題がなければ，まず行う処置は感染根管治療に準じた歯髄腔の開放，抗菌薬の投与です．痛みがあれば鎮痛薬も投与してください．合わせて，歯肉粘膜に波動を触れる場合は切開を行ってもよいですが，浸潤麻酔が奏功しにくく痛みを伴いやすいので，患児の協力状態に配慮が必要です．その後，炎症が軽減すれば通常の感染根管治療または抜歯を行います．抜歯が選択されるのは，歯槽骨や歯根の著しい吸収がみられる場合，その後の歯冠修復が困難なほど歯質の欠損が顕著な場合があげられます．

2. 臨床上の注意

　抜歯が必要と判断される場合でも，まずは歯髄腔の開放や抗菌薬の投与を行い，急性症状を沈静化させることを優先してください．

3. 説明の仕方

　顔面の腫脹や発熱を起こしている場合は，保護者も不安を抱えて来院しています．小児の特性として急激な症状を起こすことはありますが，原因歯を治療すれば顔面の腫脹も軽減することを説明しましょう．

4. 予後の見方

　患歯を感染根管治療によって保存した場合は，その後症状が再発していないか経過観察するとともに，患歯の交換時期まで定期的にX線写真撮影を行う必要があります．繰り返し膿瘍が形成されたり痛みを生じたりする場合は，無理して保存せず抜歯します．

　抜歯を選択した場合は，X線上で間もなく後継永久歯が萌出することが確認された場合を除き，後継永久歯の萌出時期まで保隙を行ってください．保隙を行わないと，後方歯の近心傾斜を起こして後継永久歯の萌出スペース不足を招き，歯列不正を生じる原因となります（図22）．近年，クラウンループやバンドループについては一部保険適応となり，保護者の経済的な負担も軽減されるようになっています（図23, 24）．

> **Note**
> **小児歯科専門医との連携**
> 　小児の齲蝕は大きな実質欠損を生じていても，無自覚のまま進行することが多くあります．しかし，小児の全身状態は急激に変化することも多く，突然顔面の腫脹をきたすような例もまれではありません．
> 　低年齢や不協力で治療できないまま齲蝕が進行し，そのような症状が出現すると，患児や保護者との信頼関係が低下してしまいます．治療が思うように進まないと感じられる場合や，かかりつけ歯科医での対応が困難な場合は，小児歯科専門医との連携を検討してください．

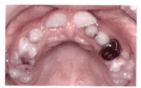
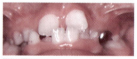
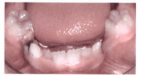

図22　乳歯重症齲蝕に起因する歯列不正
第一大臼歯の近心傾斜移動，反対咬合を認める

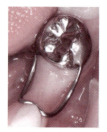

図23　固定保隙装置（小児保隙装置，クラウンループ）
保険適用となっている

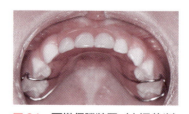

図24　可撤保隙装置（小児義歯）
外傷が原因で喪失し，咀嚼障害を認める場合は保険適応が認められるが，齲蝕が原因であれば自費診療となる

4. 永久歯齲蝕／軽度の齲蝕

1）平滑面の齲蝕（頰側，舌側）

　小児期に永久歯の平滑面に齲蝕が発生することは多くありません．しかし，清涼飲料水やスポーツドリンクを習慣的に摂取して齲蝕が多発している小児では，前歯部の唇側面が齲蝕になることがあります．また，上顎大臼歯の頰側面や下顎大臼歯の舌側面の歯面清掃が困難である場合も，齲蝕が発生しやすくなります．

　なお近年では，特に第一大臼歯において，通常齲蝕が発生しないような咬頭部や平滑面に突然実質欠損を生じる「エナメル質形成不全」が多く報告されています（図25）．痛みの原因になるだけでなく，齲蝕も発生しやすいため適切な対応が必要です．

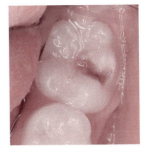

図25　 6̅ に生じた実質欠損を伴うエナメル質形成不全

● エナメル質に白濁が認められる場合（図26）

　エナメル質に実質欠損がない場合は，再石灰化が期待できます．しかし，ほかの部位に齲蝕があり，齲蝕リスクが高い患児であれば，早期に実質欠損を生じることになります．プラークの残存や飲食物など，白濁が生じる原因を明らかにし，原因に対する指導を徹底しましょう．そのうえで，フッ化物歯面塗布，洗口を実施して検診をこまめに行います．

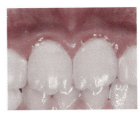

図26　永久前歯の歯頸部に認められる白濁

● エナメル質にわずかな実質欠損が認められる場合

　歯質の切削を極力避けるため，継続的な観察が可能であれば，歯口清掃指導や食生活指導を行い，フッ化物を利用します．ほかの部位にも齲蝕が多くあり，継続管理が困難であれば，指導とともに最小限の切削を行い，コンポジットレジン，グラスアイオノマーセメントによる充填を行います．

● 象牙質に達する実質欠損が認められる場合

1．処置と対応

　局所麻酔，齲蝕歯質の除去，最小限の窩洞形成を行って，コンポジットレジン，グラスアイオノマーセメントによる充填を行います．平滑面齲蝕では，窩洞外形の設定に迷うことが多くあり，齲蝕の辺縁部は浅在性の齲蝕であっても，窩洞の辺縁が脱灰したエナメル質にあると，充填物の辺縁から齲蝕が再発しやすくなります．切削量を最小限にして確実な充填を行うには，十分な指導のうえ，継続管理を行うことが必要です．

2. 臨床上の注意

　第一大臼歯や永久切歯にエナメル質の形成不全を認めることは少なくありません．通常は齲蝕が発生しにくい平滑面に白濁もしくは褐色の変色を呈することが多いですが，突然，形成不全の部分が欠けて実質欠損を起こすこともあります（図27）．形成不全の部位は齲蝕が発生しやすいことから，フッ化物歯面塗布を行い，経過観察をしてください．実質欠損に気づいたときは充塡を行ってもよいですが，形成不全部には接着力が期待できず，こうした歯では周囲の歯質を含めて脱離を繰り返すことが多いようです．広範囲の実質欠損がある場合は，全部被覆を検討します．

2）隣接面の齲蝕

　小児期に永久歯の隣接面齲蝕が生じやすい部位としては，第二乳臼歯と第一大臼歯間および上顎切歯間があげられます．第一大臼歯では萌出完了後，上顎切歯では10歳ころに生理的な正中離開（みにくいあひるの子の時代，図28）が閉鎖した後もデンタルフロスを使用しないでいると，齲蝕が発生しやすくなります．また，小児期では間食の摂取状況も隣接面齲蝕の発生に大きく影響していると考えられます．

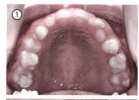
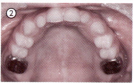

図27　エナメル質形成不全による第一大臼歯の広範囲な実質欠損（①）と既製金属冠修復（②）

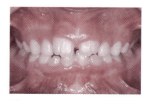

図28　みにくいあひるの子の時代（ugly duckling stage）
成長の過程で正中離開が生じるが，通常は自然に消失する

● エナメル質に白濁が認められる・疑われる場合

　臼歯部であれば，隣接面齲蝕の診断には咬翼法X線写真撮影が有効です．通常使われるデンタルX線フィルムやイメージングプレートを使った撮影が可能です．隣接面の齲蝕が疑われるが透過像を認めない場合，デンタルフロスを用いた隣接面の清掃を指導します．隣接面の齲蝕予防にフッ化物を利用する場合，フッ化物洗口がもっとも効果があるとされています．齲窩が形成されていないか，定期的にX線写真撮影を行って確認してください．

● エナメル質にわずかな実質欠損が認められる場合

1. 処置と対応

　X線像で隣接面の欠損が観察できます（図29）．歯質の切削は極力避けたいので，継続的な観察が可能であればデンタルフロスまたはホルダーつきフロスの使用を指導し，フッ化物を利用します．継続管理が困難であれば，指導とともに最小限の切削を行い，コンポジットレジン充塡を行います．

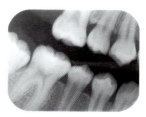

図29　6|近心隣接面に認められた透過像

2. 臨床上の注意

　第一大臼歯近心面の軽度の齲蝕は，第二乳臼歯の抜歯または脱落時に偶然気づくことがあります（図30）．白濁やエナメル質内のわずかな実質欠損であれば上記と同じ対応をとりますが，第二小臼歯が萌出すればその齲蝕は見えなくなってしまいます．患児や保護者および歯科医師・歯科衛生士はその部位に齲蝕があることに留意しておく必要があります．

　管理が難しいと思われれば，第二小臼歯萌出前なら咬合面から歯を切削する必要がないため，必要最小限の切削と充填を行ったほうがよいでしょう．

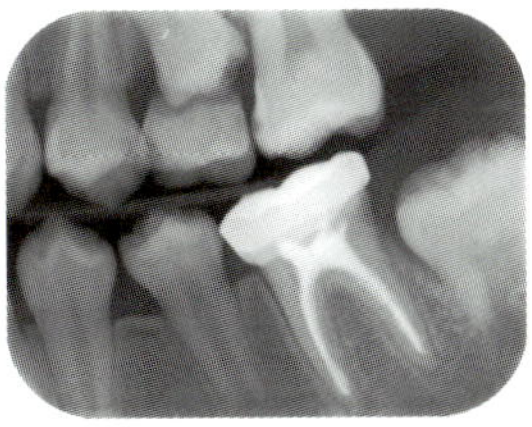

図30　E の抜歯時に撮影したX線画像で気づいた 6 の近心面齲蝕

● 象牙質に達する実質欠損が認められる場合

　局所麻酔，齲蝕歯質の除去，窩洞形成を行って，おもにコンポジットレジンによる充填を行います．前歯部であれば唇側または舌側面から，臼歯部であれば咬合面から窩洞を形成する必要が生じますが，乳歯の交換期等で隣在歯のない隣接面に齲蝕がみられるときは，隣接面のみの窩洞とします．

3）小窩裂溝部の齲蝕

　小児期に小窩裂溝部の齲蝕が生じやすいのは第一大臼歯です．萌出してくる途中の第一大臼歯の咬合面をしっかり磨くことは6〜7歳児には困難なため，保護者に対し同部のブラッシング方法を指導する必要があります．

　第一大臼歯の次に齲蝕が生じやすいのは第二大臼歯で，萌出時期までに自分でしっかり磨く習慣ができていないと齲蝕の発生リスクが高くなります．また，上顎側切歯の舌面窩にも齲蝕が発生しやすいため注意が必要です．

● エナメル質に白濁または着色が認められる場合（図32）

　小窩裂溝に齲蝕が発生するのは，萌出を開始して1〜2年以内であることが多いです．患児が小学校低学年（3年生）以下であれば，萌出中の歯の歯口清掃指導は保護者を中心に行うのがよいでしょう．そのうえでフッ化物局所応用によってエナメル質白濁部の再石灰化を図ります．また，実質欠損がないことを確認し小窩裂溝填塞を行います．

> **Note**
> **幼若永久歯のインレー，鋳造被覆冠**
>
> 　幼若永久歯に広範囲な齲蝕を認める場合でも，インレー修復や鋳造被覆冠修復（いわゆるFMC）を行うことはあまりありません．使用される金属が幼若永久歯や乳歯と咬合させるには硬すぎることと，小児の成長による咬合状態の変化に金属の修復物が対応できない恐れがあるからです．
>
> 　そのため，広範囲の修復が必要な場合には，比較的柔らかいニッケルクロム合金やステンレス合金を用いた既製冠修復が勧められます（図31）．その観点から，2018年末より第一大臼歯の既製冠修復に保険が適応されるようになりました．

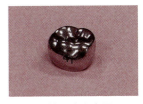

図31　第一大臼歯用につくられている既製金属冠（パーマクラウン®）

● エナメル質にわずかな実質欠損が認められる場合

まず，実質欠損が確実にエナメル質内のわずかな範囲にとどまっているのか，過度の力を加えないように探針で調べることが必要です．幼若永久歯の場合，象牙質内まで探針が入ってしまうような隠れた齲蝕が存在することがあるため，見逃さないように注意します．X線撮影も行うほうがよいでしょう．

小窩裂溝のわずかな実質欠損でとどまっていれば，ラウンドバーでわずかに齲蝕歯質の削除を行い，コンポジットレジン，グラスアイオノマーセメントによる修復を行います．齲蝕のない周囲の小窩裂溝には予防填塞を行う予防的レジン填塞法も有効です．

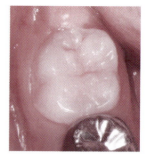

図32 萌出中の6̲咬合面裂溝に認められた着色

● 象牙質に達する実質欠損が認められる場合

実質欠損や探針でひっかかる感覚を伴う着色を認めた場合，最小限の範囲で歯質の切削を行い充填します．齲蝕のない小窩裂溝には予防的レジン填塞法も有効です．

5. 永久歯齲蝕/重度の齲蝕

1）大きな齲蝕があるときの対応

　萌出途中の永久歯に齲蝕が生じた場合は完全な防湿が望めないため，コンポジットレジンではなくグラスアイオノマーセメントで暫間的な修復を行い，萌出完了後に改めて修復処置を行います（図33）．また，混合歯列期の臼歯（特に第一大臼歯）に広範囲の実質欠損を認める場合，第二大臼歯の萌出完了までは既製金属冠による全部被覆が推奨されます．

　歯質が未成熟で象牙質の薄い幼若永久歯に広範囲の実質欠損が生じた場合，進行が速く歯髄疾患に移行しやすくなります．また，根尖の未完成な永久歯に歯髄処置が必要になると，その歯の寿命にも大きく影響します．永久歯に齲蝕が発生した原因を明らかにし，本人または保護者への指導を徹底する必要があります．

　本項ではおもに幼若永久歯に生じる症状への対応を説明します．

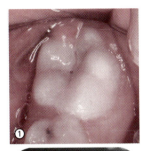
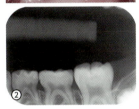

図33　萌出途中の第一大臼歯の咬合面齲蝕（①）とX線像（②）
萌出途中の場合はすぐに最終修復を行うことができない

2）症状別の対応

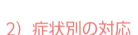
● ときどきしみる

1．処置と対応

　齲蝕が歯髄に近接しているか，すでに歯髄と交通していることが考えられます．いずれにせよ，できるだけ歯髄を保存する処置が第一選択となります．X線像を十分に検討し，軟化象牙質を除去しても露髄しない場合は歯冠修復を行って経過を観察します．齲蝕を完全に除去すると露髄する可能性がある場合は，まずは暫間的間接覆髄法（IPC, indirect pulp capping method）を行います（図34）．軟化象牙質の除去中に露髄してしまった場合は，水酸化カルシウム製剤を用いた生活歯髄切断を試みます．

Note
痛みの種類と症状

　ときどきしみることが主訴の場合，X線写真を撮影する以外にも何にしみるのかを聞き取ることが大切です．

　冷水痛の場合は，歯髄が健康であって一過性に起こっているか，歯髄の軽度の知覚過敏が考えられます．温水痛の場合は，すでに歯髄に炎症性の病変が存在する可能性が高くなります．

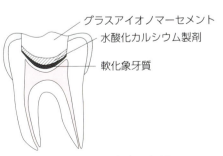

図34　暫間的間接覆髄（IPC）法

2. 臨床上の注意

　幼若永久歯の齲蝕治療でも，乳歯と同様に直接覆髄を行うことはほとんどありません．直接覆髄の成功率は高いとはいえず，もしその後の経過がよくなければ抜髄を行う必要が生じるからです．したがって，露髄が予測される場合は暫間的間接覆髄法を選択し，露髄した場合は生活歯髄切断法を選択します（図 35）．

3. 説明の仕方

　処置後に違和感が出現する可能性がありますが，多くは次第に消失することを説明します．痛みが持続または増悪する場合は，早めに連絡するよう指示します．

4. 予後の見方

　暫間的間接覆髄を行った場合は，X 線像で修復象牙質の形成を観察し，少なくとも 3 か月（多くは 6 か月以上）経過後に改めて軟化象牙質を除去，修復を行います．生活歯髄切断を行った場合は，デンティンブリッジの形成，歯根の生理的な成長，根尖病変の出現などについて観察するため，定期的な X 線撮影が必要です．

> **Note**
> **部分的生活歯髄切断と歯頸部生活歯髄切断**
>
> 　歯髄感染が露髄部の一部に限局していると考えられる場合は，注水下高速タービンとダイヤモンドポイントで表層の歯髄 2 mm 程度を除去して洗浄後，水酸化カルシウム製剤を貼付する部分的生活歯髄切断法という処置法もあり，歯頸部切断よりも高い成功率が報告されています（図 36）．
>
> 　本来は露髄を伴う外傷への対応として行われはじめた処置ですが，切断部位をやや深くすることで齲蝕治療にも対応できます．部分的生活歯髄切断で良好な止血が得られなければ，歯頸部での生活歯髄切断に変更するのがよいでしょう．

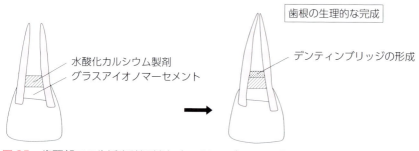

図 35　歯頸部での生活歯髄切断法（アペキソゲネーシス）

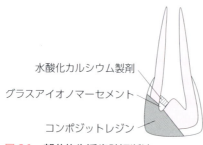

図 36　部分的生活歯髄切断法

● 咬合時に痛む

1. 処置と対応

咬合時痛がある場合は，齲蝕が歯髄と交通していないが近接している，歯髄と交通している，根尖病変が形成されている，などさまざまな理由が考えられます．X線像上で齲蝕病変が広い範囲で歯髄と交通していなければ暫間的間接覆髄を行いますが，歯髄の保存が望めない場合は，生活歯髄切断や抜髄，感染根管治療を行うことになります（図 37）．幼若永久歯で生活歯髄切断を行った場合はアペキソゲネーシス（図 35）を，抜髄および感染根管治療を行った場合はアペキシフィケーション（図 38）を目指した処置となります（「Note」参照）．幼若永久歯の歯髄除去療法は未経験な場合は困難であり，小児歯科専門医へ紹介する方がよいときもあります．

2. 臨床上の注意

咬合時痛は萌出途上の歯の歯冠周囲炎や歯肉弁，頰粘膜の咬傷，隣接面部の食片圧入などによっても生じます．歯だけでなく，周囲の歯肉，頰粘膜などの状態を含めて観察する必要があります．

幼若永久歯の生活歯髄切断法は，おもに水酸化カルシウム製剤が用いられています．ホルモクレゾール（FC）を永久歯に用いることは禁忌です．一方，MTAセメントを歯髄切断面に貼付する方法も良好な結果が報告されつつあります．ただし，現在のところ，覆髄材として以外は薬事承認されていません．

3. 説明の仕方

幼若永久歯の歯内療法を行った場合，処置後の定期的なX線撮影が必要であることを伝え，検診に来院するよう説明してください．

4. 予後の見方

幼若永久歯の修復象牙質・デンティンブリッジ形成，歯根形成状態，根

> **Note**
> **アペキソゲネーシスとアペキシフィケーション**
> 「アペキソゲネーシス」（図 35）は生活歯髄切断後，生理的な歯根の成長を目指す治癒機転です．一方，「アペキシフィケーション」（図 38）では幼若永久歯の歯髄が根部まで感染または壊死したときに，根尖部に硬組織の形成添加を促します．
> アペキシフィケーションでは，根尖が閉鎖した後にガッタパーチャポイントを用いて再度根管充填を行います．歯髄は歯根の生理的な成長に必要なだけではなく，歯髄腔側からの第二象牙質の添加にも関与します．歯髄を除去した部分の根管壁は菲薄なまま残るため，歯冠・歯根破折のリスクを増大させてしまいます．そのため，できる限り多くの幼若永久歯の歯髄を保存することが重要となるのです．

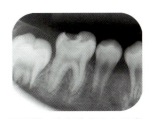

図 37 咬合時痛のある歯髄保存が望めない第一大臼歯のX線画像

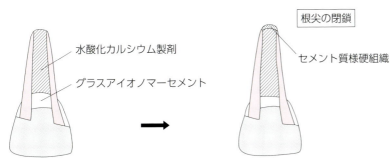

図 38 アペキシフィケーション

尖病変の有無について，継続的にX線検査を行います．アペキソゲネーシスを期待した生活歯髄切断後は暫間修復を行って経過を観察します．また，抜髄や感染根管治療は，アペキシフィケーションが確認できた後に改めてガッタパーチャポイントによる再根管充填を行う必要があります．

● 持続的に痛む

1. 処置と対応

歯髄への細菌感染による急性炎症を起こしている状態が考えられます．ほとんどのケースで抜髄が必要となります．水酸化カルシウム製剤による根管充填を行って，根尖の閉鎖を促します．

2. 臨床上の注意

歯根が未完成な幼若永久歯の抜髄にあたっては，根尖部の組織を損傷しないように注意し，また，まだ薄い歯根部象牙質壁をできるだけ残存させる必要があります．

処置後は，定期的なX線撮影を行い，歯根の状態，根尖病変の有無を観察します．根尖の開いた幼若永久歯では根管充填剤が吸収されることがあるので，その場合は再度充填する必要があります．

3. 説明の仕方

長期的な経過観察，X線検査が必要であり，根尖の閉鎖が認められても，治療がまだ終わったわけではないことを説明します．

4. 予後の見方

根尖が閉鎖したら，ガッタパーチャポイントによる再根管充填を行います．

● 歯が浮いたようにとても痛む

1. 処置と対応

非常に強い自発痛と歯の動揺を認める場合，急性化膿性根尖性歯周炎（歯根膜炎）が生じていると考えられます．まずは歯髄腔の解放を行い，抗菌薬や鎮痛薬の投与を行います．急性症状が消退したあと，感染根管治療を行い，水酸化カルシウム製剤による根管充填を行います．

2. 臨床上の注意

優先すべき処置は痛みの軽減です．根管充填できるようになるには数回来院していただく必要があります．根管貼薬が必要な場合は，根尖が開い

> **Note**
> **歯根膜炎**
> 歯根膜炎の症状は，齲蝕が原因でなくても生じることがあります．たとえば，小臼歯にみられる中心結節が破折し，自覚症状のないまま露髄をしていることがあり，あるとき突然強い痛みが現れます（図39）．
>
> このような場合は，齲蝕がないため患歯の同定が困難なことがあります．ほかにも，上顎側切歯が歯内歯であるもののなかには根尖部と交通していることがあり，萌出して間もなく歯根膜炎の症状を呈することがあります．

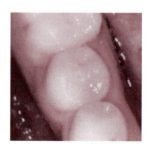

図39　破折した中心結節

ていることを考慮し，FC 等の使用は避けた方がよいでしょう．

3. 説明の仕方

根管充填を行うまでに数回の来院が必要なこと，根管充填後も経過観察，X 線撮影が必要であることを説明します．

4. 予後の見方

幼若永久歯の根尖の閉鎖，根尖病変の縮小または消失がみられるかを経過観察します．

● 顔面に腫脹が認められる

1. 処置と対応

根尖部の急性炎症が歯槽骨や顎骨に波及している状態と考えられ，発熱を伴うこともあります．まずは歯髄腔の解放，抗菌薬の投与を行います．その後，炎症が消退したら原因歯の感染根管治療を行います．しかし，慢性の根尖性歯周炎が急性化した場合などは，歯根周囲の歯槽骨吸収が顕著なこともあり，抜歯せざるをえない場合があります．

2. 臨床上の注意

急性症状を沈静化させることを優先してください．抜歯が予想される場合でも，急性症状のあるうちに行うべきではありません．

3. 説明の仕方

複数回の治療とその後の経過観察，X 線撮影が必要であることを説明します．予後が不良である可能性も伝えます．

4. 予後の見方

歯の保存を試みたときは，水酸化カルシウム製剤で根管充填を行った後，定期的に X 線撮影を行って根尖の閉鎖，根尖病変に変化がみられるかを経過観察します．根尖病変の治癒が認められない，何度も歯肉に膿瘍あるいは瘻孔を形成するなどの場合は保存困難と考えられます．

小児期に永久歯を抜歯した場合，顎骨の成長を妨げてしまうため，すぐにはインプラントやブリッジによる補綴を行うことができません．局部義歯が唯一の選択肢になります（**図 40**）．成長が落ち着く 18 歳ごろまでは義歯を使用し，その後最終補綴を行います．

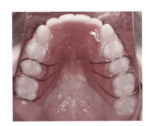

図 40　永久歯早期喪失に伴う小児期の義歯

実践編

6. 多数歯重症齲蝕の小児に対する対応

　保護者の齲蝕予防に関する意識は高まっており，近年，子どもの齲蝕は顕著に減ってきました．しかし一方で，極端に齲蝕が多い子どもは現在でも確実にいます．大学病院小児歯科の患者統計でもっとも多い主訴はいまでも齲蝕治療であり，多数歯が残根状態であることや，歯肉や頬が腫れて来院する患児も決して少なくはありません．近年このような「口腔崩壊」状態にある小児が問題になっています．患児の食生活やブラッシング習慣などから齲蝕の原因を明らかにすることは重要ですが，家庭環境などさまざまな背景が影響している可能性も考えられます．

● 乳歯列期の重症齲蝕

　低年齢児に多く出現するのは哺乳齲蝕です．長期の授乳習慣や，哺乳瓶にスポーツドリンクなどを入れて飲ませている2歳未満の乳幼児で上顎乳切歯の唇・舌側に発生することが多く，全歯面に拡大します（図41）．成長に伴って齲蝕の好発部位は変化します．年齢ごとの好発部位を知っておくと（「Note」参照），患児の生活状況のなかでいつごろから齲蝕が発生するような問題が生じたのかを齲蝕が形成された部位から推測することができ，より的確な指導ができるでしょう．重症齲蝕を認める場合，乳歯列期のうちに適切な治療を受けないと永久歯の齲蝕や形成不全，歯列不正のほか，将来的に口腔機能に支障が生じる可能性があることをしっかり説明する必要があります．

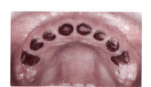

図41　重症哺乳齲蝕

> **Note**
> 年齢ごとの齲蝕の好発部位
> - 2歳ごろまで……上顎乳切歯唇・舌側面
> - 2〜3歳ごろまで……上顎乳切歯隣接面
> - 3歳前後……上下顎乳臼歯咬合面
> - 3歳6か月以降……上下顎乳臼歯隣接面

　小児の口腔の健康を維持するために最低限必要なケアや齲蝕の治療を保護者が受けさせていないために，口腔内が不衛生になって重症齲蝕や重度の歯肉炎が生じることを「デンタルネグレクト」とよびます．ただし，保護者が一人親家庭で仕事があるためケアの時間が十分取れなかったり，経済的問題から通院がままならなかったりというやむを得ない事情がある場合もあります．小児の歯科診療を行う際は，問診票に家族構成，保護者の職業，おもな養育者，通園・通学の状況について記入する項目を設け，さらに医療面接での聴き取りを行うようにすることが望ましいでしょう．

● 混合歯列，永久歯列期の重症齲蝕

　もっとも齲蝕の発生しやすい第一大臼歯に加え，前歯部を含めた重症齲

蝕が発生している小児が来院することがあります（図42）．乳歯列期にも重症齲蝕があったが適切な対応が取られないまま永久歯が萌出してきた場合，保護者がしっかりした食事を提供しないために間食が非常に多くなっている，極端な歯科恐怖症で齲蝕ができていることに気づいていたが来院できなかったなど，さまざまな原因が考えられます．いずれの場合でも，患児に適切な歯科治療を行い，口腔衛生指導・食生活指導を聞き入れて実践してもらうのは困難を伴います．

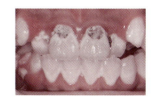

図42　永久前歯を含む重症齲蝕の一例

しかしながら，永久歯の多数歯重症齲蝕の患児が来院したときは，齲蝕の原因や痛みの程度だけでなく，家族構成，養育環境，これまで通院ができなかった事情などを把握することが必要です．若年者の永久歯に重症齲蝕が生じるのは口腔だけでなく全身的にも大きな問題が生じうる状態であることをしっかりと説明し，痛みがなくなっても来院を途中でやめないように伝えます．医療面接や症状の説明の際に，保護者の話がころころと変わったり，患児の状態に無頓着であったりする場合には，家庭での虐待（ネグレクト）が疑われることもあります．

● 虐待の発見と対応

児童相談所の児童虐待の相談対応件数は年々増加しています．平成29年（2017年）度の相談件数の多い順に，心理的虐待，身体的虐待，ネグレクト，性的虐待などさまざまな形の虐待があります．

歯科医師は診療室で口の中や身体の様子を見るため，児童虐待を発見しやすい立場にあります[1]（表）．たとえば，「子どもの口腔内には無関心だが，痛がるのでやむなく連れてきた」というようなケースなどでは虐待が背景にある場合があります．そのほか，口の中や身体に不自然な外傷があったり，衣服が不衛生であったり，低出生体重や先天疾患などの理由なく成長にあきらかな遅れがあったりなどは，虐待を疑うに足る所見として重要です．

多数歯重症齲蝕を未処置のまま放置していたり，歯や口の外傷を繰り返したりするような患児およびその保護者について，これまでは歯科医師が相談あるいは通告を躊躇していた例があったと思われます．しかし現在は，診療室で児童虐待を受けていると思われる児童を発見した場合は，すみやかに市町村，都道府県が設置する児童相談所，福祉事務所および子ども家庭支援センターに通告しなければならないと義務づけられています．

1歳6か月児健診，3歳児健診の際に虐待が疑われる子どもを発見した場合は，管轄地域の保健師などへ告げ，学校健診においてはまず養護教諭や学級担任にその旨を告げて，必要なら保護者を交えた健康相談を行い，最終的には学校長の判断に委ねることになっています．子どもの虐待についてガイドラインを作成している都道府県歯科医師会もありますので，そ

実践編

ちらも参照してください.

表　歯科で発見しやすい身体的虐待とネグレクトの所見

損傷部位			特徴的所見
	頭部		頭蓋損傷，外傷性脱毛，耳介部の挫傷
	顔面		網膜出血，ブラックアイ，鼻骨骨折，咬傷
口腔	・口腔軟組織 ・口腔内部		・口唇の腫脹，挫傷，裂傷，口角部の挫傷（猿ぐつわ痕など） ・小帯の裂傷，口蓋粘膜・頬粘膜の裂傷
歯と歯周組織	・歯の硬組織，歯髄 ・歯周組織		・正当な説明のない歯冠破折，歯根破折 ・動揺歯，脱臼歯，変色歯
	骨		・顎骨骨折，陳旧性骨折（不適切な治療） ・陳旧性骨折による不正咬合 ・外傷性顎関節炎，外傷後の開口障害など
その他	・齲蝕 ・感染症		・未処置の多発性齲蝕 ・未処置の感染症（顎骨炎，蜂窩織炎，上顎洞炎）

(日本小児歯科学会[1] より引用改変)

● 参考文献

1)　一般社団法人日本小児歯科学会「子どもの虐待防止対応ガイドライン」http://www.jspd.or.jp/contents/common/pdf/download/boushi_guide.pdf

本間宏実，櫻井敦朗，新谷誠康（東京歯科大学 小児歯科学講座）

実践編

03 歯周疾患に対する処置

■ 小児の歯周疾患は大半が歯肉炎です．歯肉炎は主に生活習慣によって生じるもの，発育途上で誰にでも生じやすいもの，ほかの疾患等が原因で生じるものの3つに分類されますが，これらは完全に独立したものではなく，それぞれに影響し合っています．

■ 一般的に多くみられる生活習慣による歯肉炎は，不規則な食生活，口腔清掃状態の不良などが原因となる不潔性のものです．
　発育途上で生じる歯肉炎は歯が萌出する際にみられやすいもので，不潔な状態が伴う場合には大きな腫れや痛みを伴うなど重症化しやすいものです．
　ほかの疾患によって誘発される歯肉炎には，鼻腔の閉塞や狭窄による口腔内の乾燥，ウィルス感染による高熱，抗てんかん薬の副作用，血液疾患による免疫力の低下などがあります．**これらは不潔な状態を伴っている場合には症状が重篤化しやすい傾向にあります．**

■ いずれの原因においても口腔衛生状態が悪化すると重症化することは明らかですが，生活の不摂生ばかりが原因ではなく，口腔内の形態異常や罹患している疾患によって口腔内が不衛生な状態が誘発されている場合もあるため，配慮して対応していく姿勢が重要です．

■ **小児の歯周炎は極めてまれですが，血液疾患，内分泌代謝異常等が原因で生じることがあります．**これらの疾患に罹患している子どもはすでに内科的管理がなされていることが多いため，かかりつけ歯科医が単独で診断をすることは少ないと思われます．しかし，遺伝性代謝性疾患である低フォスファターゼ症は，歯科診察の場面で発見される可能性が高く，これについては別項で解説します (p.173 参照)．

■ また，内科的な異常を伴わず若年性に発症する侵襲性歯周炎は家族内発症することが多いといわれていますので，**家族を包括的に診察しているかかりつけ歯科医が早期に発見できる可能性もあります．**

113

1. 小児の歯肉炎

● 萌出性歯肉炎

1. 診断

　萌出途上歯の周囲の歯肉に生じる裂傷や咬傷，あるいは自浄作用の低下による炎症で，歯の萌出を伴っているかどうかが診断の条件です（**図1**）．小児歯科領域でもっとも多くみられるのは，第一大臼歯の萌出に伴ったものですが，第一乳臼歯あるいは第二乳臼歯の萌出時にもよくみられます．

2. 処置と対応

　萌出中の歯冠と歯肉との間に食物残渣等が停滞していることが多いので，十分な水洗のうえ，アクリノールなどを用いた洗浄を行います．腫脹，疼痛が強い場合は抗菌薬，鎮痛薬を処方して様子をみます．自宅ではよくうがいをすること，歯ブラシを口角から入れ，萌出中の歯の咬合面を頬舌方向に磨くようにし，できるだけ清潔を保つよう指示します．

　1週間程度で改善することがほとんどですが，改善しない場合は，萌出歯を被覆している歯肉（歯肉弁）を局所麻酔下で切除する場合もあります．歯肉弁切除を行った場合には，術後に痛みが生じることがあるため，抗菌薬，鎮痛薬を処方します．術部は1〜2週間くらいで回復することが多いので，適宜来院してもらい，洗浄して経過を観察します．痛みがなくなれば治療は終了です．

　体調不良時に症状が生じることもあるため，口腔内の処置と同時に体調を十分確認し，問題があればかかりつけの小児科医への受診を指示します．その際は，歯科での処置内容と投薬内容を記載した紹介状を作成します．

3. 臨床上の注意

　萌出性歯肉炎は，局所の痛みを主訴として来院することが多いのですが，ほとんどの場合は該当する歯の萌出が進むことによって治癒する一過性のものです．したがって，通常はこれが原因となって感染を起こすことはありませんが，体調不良等で抵抗力が下がっているときに炎症が重症化し，歯冠周囲炎になることがあります．萌出性歯肉炎がみられた場合には，局所の問題なのかどうかを確認し，体調不良の場合には小児科への受診を勧めましょう．

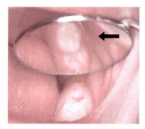

図1 ６の萌出に伴った歯肉炎
　咀嚼時の痛みや嚥下痛，安静時の自発痛を伴うこともある

4. 説明の仕方

　歯の萌出に伴う生理的なものであり，通常，1～2週間あるいは歯の萌出が進むことで改善することを説明しましょう．痛みがなければ清潔を心がけて経過観察，痛みや腫れがある場合は十分な洗浄のうえ，抗菌薬や鎮痛薬の内服を指示します．痛みや腫れは一時的なもので，体調不良が原因で症状が生じることがあってもこれが原因となって全身的な病気になることはありませんので，心配ないことを伝えます．

5. 予後の見方

　指導あるいは処置後の歯肉の変化を確認します．歯の萌出とともに痛みや腫脹は改善していきます．痛みが強くなる場合には内服薬，歯肉弁切除等の必要性を検討します．

● 不潔性歯肉炎

1. 診断

　口腔清掃の不十分さや，不適切で不規則な食生活などから口腔内が不潔になることなど，さまざまな理由で口腔内の自浄作用が低下することが原因で生じる歯肉炎です（図2）．

　辺縁歯肉や歯間乳頭部に発赤・腫脹が生じ，多くの症例でプラークの付着がみられ，齲蝕を併発することもあります．病理学的には，腫脹した歯肉は末梢の循環障害が生じている状態ですので，組織の代謝が障害されてうっ血状態にあり，組織は脆弱でわずかな刺激でもすぐに出血します．

　清掃不良の背景には，歯磨き習慣が身についていない，歯磨きの技術が未熟なことなどが考えられますが，歯列不正（叢生性歯肉炎）や隣接面齲蝕に食物残渣が圧入されていることなどが原因で生じることもあります．また，いくら磨いても食生活の乱れが著しい場合には症状の改善が追いつかないこともあります．単に「口腔内の不衛生が原因」と考えず，何がその状況を生み出しているのか細かく観察していきましょう．

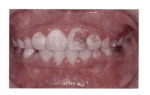

図2　不潔性歯肉炎
　歯間乳頭および辺縁歯肉の発赤，腫張が著しく，齲蝕も多発している

2. 処置と対応

　年齢に見合ったブラッシング指導が第一です．小学3年生くらいまでは保護者による仕上げ磨きが必須ですので，本人に対する指導だけでなく，保護者への技術的な説明が重要です．4年生以上には本人に対する指導が主体になってきます．

　保護者に対しては，適切なブラッシング方法に加えて，ブラッシングの習慣がないとどのような悪影響があるのか，食生活が不規則だと何がいけ

ないのか，どんな食事を子どもは必要としているのかなど，歯科保健に対する考え方の指導も必要です．

　ブラッシング習慣を定着させるためには，プラーク染色剤を用いて，具体的にどこに汚れが付着していて，どうすればきれいになるのかを目で確認してもらうのもよい方法です（**図3**）．歯面の機械的な清掃を行う際には，歯肉ポケット内のプラーク除去も可及的に行えるように，歯ブラシの毛先が歯肉辺縁に当たるよう歯に対して歯ブラシを斜め上から当てるなど，汚れやすい部分をどのようにきれいにするかを説明します．

　指導だけでは口腔衛生が改善しないこともあります．ブラッシング習慣と規則正しい食生活の定着が困難な場合はその原因を明らかにし，できることから一つずつ改善していくことを説明します．

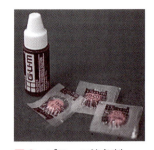

図3　プラーク染色剤

3. 臨床上の注意

　歯周炎は，小児の歯肉炎，特に不潔性歯肉炎が慢性化することにより発症するといわれています．親が仕上げ磨きをすることができる年齢のうちに，口腔の健康管理の重要性についてまずは保護者に理解してもらいましょう．

4. 説明の仕方

　口腔内の不衛生が原因であることや口腔内常在菌の活動性について説明します．プラーク染色液等を使ってプラークの付着状態を見せて，ブラッシングの必要性を理解してもらいましょう．

　叢生などの歯列不正が原因である場合（**図4**），矯正治療は審美的な問題の改善にとどまらず，口腔内の衛生状態を向上させ，将来の歯周病予防に大きく影響します．ただし，矯正装置を装着する矯正治療中のブラッシングにはより注意が必要です．

　口腔衛生状態を良好に保つことへの理解を促すとともに，食生活が口腔内の環境に大きな影響を及ぼすことを理解してもらいましょう．

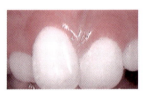

図4　叢生が原因で歯間乳頭部に発赤，腫脹がみられる

5. 予後の見方

　不潔性歯肉炎の程度や状態は，ブラッシング指導，食事指導が適切に行われることで改善するものです．これらの改善はかかりつけ歯科医院での指導の状況を反映しています．定期診査ごとに口腔衛生状態を記録し，口腔の成長とともに変化する小児の歯磨き，および食生活の変化についても継続的に記録していきましょう．

● 口呼吸性肥厚性歯肉炎

1. 診断

　上下の前歯部にみられる歯肉の乾燥と肥厚がおもな症状です（**図5**）．原因と診断のポイントは口呼吸と口唇閉鎖不全です．口呼吸または開いたままの口唇によって，特に前歯部歯肉が乾燥し，歯肉上皮の抵抗性が低下することで炎症を起こしやすい状態となります．さらに，乾燥のために唾液が粘稠性となり，汚れが付着しやすくなることによって歯肉の肥厚を併発します．こうして，歯肉乳頭部に仮性ポケットが生じ，さらに不衛生になって歯肉炎を発症します．

　口呼吸は，咽頭扁桃肥大，アレルギー性鼻炎，風邪などによる鼻づまり等の耳鼻科的な疾患の一症状として現れることが多く，口唇閉鎖不全はこれらに伴って生じることがあります．また，上顎前突や開咬等の咬合異常によって口唇閉鎖不全が引き起こされたり，口唇の低緊張や単なる習慣として口呼吸を行っているために生じていることもあります．

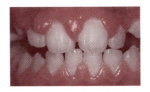

図5　口呼吸性肥厚性歯肉炎

2. 処置と対応

　口呼吸の原因を明らかにすることが第一です．耳鼻科的疾患が原因である場合は，症状を明記した紹介状を作成のうえ，耳鼻科を受診させ，適切な処置を受けてもらいます．咬合異常が原因であれば，矯正治療の必要性を説明し，矯正歯科を紹介して受診を勧めます．単なる習慣として口呼吸を行っていることが原因の場合は，鼻呼吸の練習と習慣づけが必要です．口唇の低緊張が原因であれば，口唇閉鎖の訓練として筋機能療法を用いることがあります．プログラムは矯正歯科あるいは小児歯科専門医との相談が必要です（**図6，7**）．

　いずれの原因においても短期間では改善しないことも多いので，その間の対症療法として，適切なブラッシングによって乾燥した歯肉の血液循環を改善させることや，保湿剤入りの歯磨き剤を使用してできるだけ清潔で湿潤した状態を維持することが勧められます．

　歯間乳頭の肥厚が著しいときは，歯肉切除の適応となることがあります．原因が改善しても歯肉の肥厚が目立つ場合には，歯肉切除の必要性を検討します．

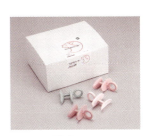

図6　口輪筋のトレーニング器具
りっぷるとれーなー（松風）

3. 臨床上の注意

　口呼吸や口唇の低緊張の有無は，診察時の緊張した場面ではわかりにくいことが多いものです．待合室で待っているとき，保護者に説明をしているときなど，直接本人とかかわっていない状態での確認が重要です．

　口唇の低緊張以外では鼻呼吸の困難が口呼吸の原因となるため，ただ単に口を閉じるように指示をしただけでは息が苦しくて長続きしません．耳

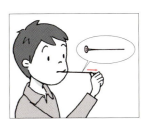

図7　口唇閉鎖を目的とした筋機能療法の一例
ボタンプル

鼻科に紹介する際には，歯肉炎の改善のために紹介していることを明記した紹介状を持参させ，歯科の立場からの問題点をはっきり伝えたうえで，治療の方針を検討してもらいましょう．

口唇の低緊張のために口を閉じることや鼻呼吸が困難な場合は，鼻呼吸の回復を第一に考えます．一方で歯肉炎には対症療法を行うなど，原因を明らかにしたうえでの対応を検討していきましょう．

4. 説明の仕方

原因を明らかにすることが重要であること，考えられる原因などについて説明し，このまま放置することは将来の歯周病の誘因となることを伝えます．口腔乾燥は，歯肉肥厚などの審美性の問題に加え，口臭の原因にもなりやすいことを説明しましょう．

5. 予後の見方

耳鼻科的疾患が原因の場合，その改善がもっとも重要であり，耳鼻咽喉科との連携が必要です．咬合異常が原因で矯正装置の装着がなされた場合は，口腔内の清潔を心がけ，より一層ブラッシングや食生活の指導を重視していきましょう．口唇の低緊張が原因の場合は，改善後にまた元に戻らないよう筋機能訓練を継続するかどうかを自己評価して，口唇閉鎖を心がけるよう説明します．

定期診査の際には，原因に対する治療が良好に進んでいるかを確認し，同時にプラークや汚れの付着状態，歯間乳頭の形態，硬さ，弾力，張り，色調等を観察します．

● 急性の熱性疾患による潰瘍性歯肉炎

1. 診断

歯肉からの出血，口の痛み，口臭等を主訴に受診することが多く，症状はかなり急性に進行します（図8）．機嫌が悪い，食欲がない，発熱を伴っている，あるいは解熱した直後である等の所見がみられ，これらが診断のポイントになります．好発年齢は，乳歯が萌出したころから乳歯列完成期の3歳ごろまでの乳幼児です．

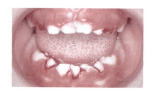

図8 幼児の口腔内にみられた感冒による発熱後の重度の歯肉炎

口腔内のおもな所見としては，歯肉辺縁からの浸出液や出血，歯肉辺縁のびらんや潰瘍等を認めます．数日前に高熱があった場合が多く，原因としてヘルペス等のウィルス感染が考えられます．発症のメカニズムは，高熱で口腔内の温度が上昇し，そのために口腔内常在菌が急激かつ大量に増殖することで，特に歯肉ポケット内の炎症が顕著になります．炎症の後期には，潰瘍を呈していた歯肉の辺縁が，白い壊死組織となって脱落し，治

癒に向かいます．

2．処置と対応

小児科でのウィルス感染の有無についての診断とそれに対する内科的処置が第一です．歯科的には口腔内を清潔に維持することが重要です．受診時には過酸化水素による洗浄とヨードグリセリンによる消毒を行います．

食事が困難になっていることがほとんどなので，プリン，ゼリーなどのどごしがよく，栄養価の高いものを選んで与えるようにします．水分は十分に摂ることが大事です．スポーツ飲料やイオン飲料の利用が有効ですが，齲蝕の原因になりますので，体調改善後も飲用が習慣にならないよう注意するよう伝えます（「Note」参照）．

3．臨床上の注意

内科的疾患の一症状として見られる歯肉炎ですので，発熱などの状態と口腔内の所見を合わせて判断し，早急な小児科受診を勧めることがポイントです．

4．説明の仕方

保護者は口の中の症状が激しいので心配しますが，ウィルス感染等の二次的な症状であり，発熱による急激な口腔内細菌の増加が炎症に関与しているためであることを説明します．熱が下がって体調が良好になれば，1週間程度で口腔内症状も改善すること，それまでの間，水分を十分に摂らせてできるだけ口の中を清潔にすることをアドバイスします．

スポーツ飲料，イオン飲料は体調改善後はすぐにお茶か水に変えて，これらの飲用が習慣化しないよう注意しましょう．体力の衰弱がある場合は，小児科の医師の指示を仰いで点滴などを受けることもあります．

5．予後の見方

体調が改善すれば口腔内の症状は改善します．乳幼児期に急性症状を呈することから保護者の不安は大きくなるので，改善までの経過観察と説明を十分にすることが重要です．

> **Note**
> **イオン飲料やスポーツ飲料は上手に摂りましょう**
> イオン飲料やスポーツ飲料は，脱水状態を改善するにはとても有用なものです．しかし，脱水状態が改善しても常飲していると，電解質過多となりかえってのどが渇き，飲んでいなければ落ち着かない状態になりやすいものです．
> また，糖分を含んでいておいしいので水がわりに飲むことが習慣化し，その結果，齲蝕や肥満の原因となります．したがって，脱水状態が改善したら飲みものはすぐに水に戻すことが大事です．

● 思春期性歯肉炎

1．診断

思春期に，清掃状態がそれほど悪くないのにもかかわらず，不潔性歯肉炎が慢性化したような辺縁歯肉全体にわたる炎症が認められることがあり「思春期性歯肉炎」とよばれます（図9）．思春期のホルモンバランスの変

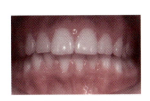

図9　思春期性歯肉炎

化（特に女子では女性ホルモンの増加）や自律神経の作用，唾液の性状の変化等が原因とされていますが，原因はまだ明らかではありません．

　歯肉辺縁と乳頭部に限局した軽度から中等度の症状を呈することが多く，男子より女子に多いのが特徴です．現実的には口腔内の不衛生が原因の炎症と重なっていることも多く，診断が難しいこともあります．

2. 処置と対応

　口腔内の清潔の維持が第一です．ブラッシング指導を行いましょう．クロルヘキシジン含有の洗口剤での含嗽を勧めることも有効です．また，炎症の変化を定期的に記録していきます．

　歯石の沈着があれば，適宜除去し，歯周炎に移行しないよう，定期診査を行っていきます．

3. 臨床上の注意

　この年齢では本人のブラッシングに対する意識が口腔内の状態を左右しますが，思春期ということもあり，説明をストレートに捉えてくれないこともあります．そのような場合でも，ブラッシングの重要性，汚れを効率よく除去するポイントなどを淡々と説明する姿勢が重要です．出血を恐れず，毎日歯を磨くことを十分に伝えてください．

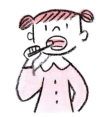

4. 説明の仕方

　思春期性歯肉炎は，成長に伴った生理的な現象であることを説明します．清掃不良によって不潔性の歯肉炎に移行し，炎症が悪化することもあります．また，齲蝕や叢生などの歯列不正も悪化の原因となります．歯磨きが重要ですので，年齢に見合ったブラッシング指導を受けてもらいましょう．なかなか治らない場合でも，根気よく，清潔を維持できるように通院してもらいましょう．

5. 予後の説明

　清潔が保てない状態が続くと歯周炎に移行することがあります．思春期は保護者の目が行き届きにくい時期ですので，定期診査を受けることを強く勧めてください．この年齢になると，小児歯科的な管理よりも成人の歯周病管理のほうが適切な場合も多くなります．

● その他の歯肉炎

1. 慢性剥離性歯肉炎

　歯肉上皮の剥離によるびらんの形成を認め，歯肉辺縁と乳頭部に白い角化層の剥離を繰り返し生じるものです．原因は明らかではありませんが，女児に多くみられる傾向があります．痛みや出血等は伴わず，清潔を心がけることで治癒していきます．症状が長引くようであればステロイド軟膏等の塗布で改善します．

2. 歯肉退縮

　歯肉縁が根尖側に移動し歯根表面が露出した状態になっているものです．強すぎるブラッシング，歯の萌出位置異常，小帯の高位付着，交叉咬合などが原因で生じるため，これらの改善を図ります．

3. 薬物性歯肉増殖症

　てんかん発作を抑制する薬（フェニトイン/販売名：アレビアチン）や，循環器疾患の治療薬であるカルシウム拮抗薬の内服によって歯肉の炎症が増強され，歯肉の線維性増殖をきたすものです（図10）．診断のポイントはこれらの薬物の内服をしているかどうか，また歯肉の線維性増殖の視診による所見です．通常，与薬後2週間程度で症状が現れるといわれています．

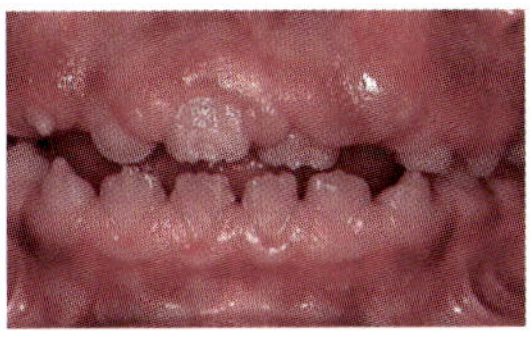

　慢性の増殖性炎症で，歯間乳頭から発赤・腫脹が生じ，増殖した歯肉が弾性硬の腫瘤状となり，歯冠を覆うこともしばしば起こります．口腔内が不衛生なほど重症化する傾向があるので，清潔を心がけ，そのうえで必要に応じて歯肉切除等を行う必要があります．てんかん発作の既往がある子どもたちですので，外科的対応をする際には薬物療法を行っている小児科医と連携して処置に当たることが重要で，場合によっては専門医への紹介を行う必要があります．

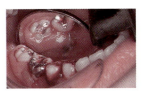

図10　薬物性歯肉増殖症

4. 白血病の一症状としての歯肉炎

　下顎第一大臼歯の動揺，そして舌側歯肉のV字状の潰瘍性亀裂と出血が特徴です（図11）．齲蝕や歯周疾患，外傷の既往がないにもかかわらず第一大臼歯が動揺し，歯肉からの出血を認める状態が診断のポイントです．

　口腔内以外の所見としては，元気がない，疲れやすい，食欲がないなどの症状を伴うことが多いのですが，低年齢の小児の場合にはこの所見がはっきりわからないこともしばしばです．したがって，歯科的に問題がない状態であるにもかかわらず，歯肉からの出血や歯の動揺等を認める場合には，血液疾患を疑って小児科の受診を勧めましょう．

図11　白血病患者の歯肉出血

2. 小児の歯周炎

● 侵襲性歯周炎

1. 診断

歯周炎は小児にみられることはまれで，慢性歯周炎は中年以降に発症することが一般的と捉えられています．しかし，一方で10代後半から20代前半にかけて発症し，数年で急速に進行するタイプの歯周炎があります．これを「侵襲性歯周炎」といいます（図12）．

2. 処置と対応

歯周基本検査とともに，原因菌の同定を行います．また，歯周治療を徹底して行います．

歯周病についての教育，ブラッシング，フロッシング等の指導が重要です．自院での対応が困難と判断した場合は歯周病専門医へ紹介し，より効果的な治療や継続管理につなげることも必要です．

3. 説明の仕方

若年で発症する歯周炎で，自覚のない状態で急激に症状が進むことがありうること，遺伝的なものもありますが，多くの場合原因は不明であることを説明します．

早期発見と継続した管理によって進行を抑制することを説明し，自己管理と定期的な受診が必要不可欠であることを伝えましょう．

4. 予後の見方

歯肉の状態の変化に注意していきます．難治性のことも多いので，歯周病専門医への紹介をスムーズに行って，より適切な管理を受けてもらえるようにしましょう．

落合　聡（おちあい小児歯科医院）

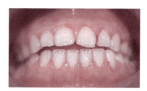

図12　16歳の女子に見られた歯周炎

Note

侵襲性歯周炎の診断のポイント
- 罹患率は0.05〜0.1％
- プラーク中の *A. actinomycetemcomitans* や *P. gingivalis* の存在比率が高い
- 家族内発症を認める
- 歯の表面にプラークの付着が少なく，歯肉の炎症も軽度であるにもかかわらず，歯の動揺が急激に生じるなど，悪化のスピードが速い
- 全身的な問題はない

実践編

04 | 口腔軟組織の診断と処置

04

口腔軟組織の診断と処置

■ 小児歯科領域でしばしばみられる口腔軟組織疾患は，炎症と囊胞，そして
形態異常です．
炎症には歯肉炎や口内炎が多く，囊胞では粘液囊胞，形態異常では小帯の
付着異常が一般的です．

■ 口内炎とは，口腔粘膜に生じる広範囲な炎症性病変を示すものです．
口内炎の原因や発症メカニズムはまだ明確ではなく，諸説がありますが，
体質，体調も原因の一つとされています．

■ 舌小帯が太く短かったり，小帯の舌側の付着部位が舌尖に近い場合（舌小
帯付着異常）があります．
また，上唇小帯が高位に付着していると，中切歯間の正中離開，上顎前歯
部の清掃困難および小帯裂傷といった問題が考えられ，このような場合，
上唇小帯付着位置異常と診断されます．

123

● 口内炎

　口内炎とは，口腔粘膜に生じる広範囲な炎症性病変を示すものですが，その原因には小児の場合，誤咬などによる外傷，ヘルペス等のウィルス感染，口腔衛生状態の不良，心因性のものなどさまざまで，原因が明らかでないものもよくみられます．

　口内炎は，症状および局所的な所見から，アフタ性，カタル性，潰瘍性，壊死性等に分類されますが，もっとも多くみられるのはアフタ性口内炎です（図1）．口内炎はびらん，あるいは潰瘍となり，末梢の知覚神経が直接刺激されるため，鋭い痛みがあります．また，炎症による持続的な鈍い痛みもあります．いったん発症すると治癒までに1週間ほどかかります．

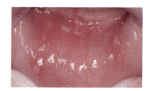

図1　アフタ性口内炎

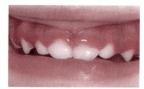

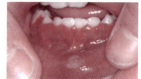

図2　ヘルペス性歯肉口内炎

1. 処置と対応

　多くの場合は自然治癒しますが，痛みが強い場合は対応が必要となります．しかしながら，即効性のある治療法は確立しておらず，痛みに対する対症療法として，アクリノール，ポピドンヨード等による洗浄，潰瘍面の安静と保護のための軟膏塗布，レーザー照射による口内炎表層の凝固（「Note」参照）等があげられます．

2. 臨床上の注意

　小児の場合，局所的な口内炎の痛みを歯の痛みと錯覚することがあるので，痛みを訴えてはいるものの齲蝕が認められないときには口内炎に注意します．ヘルペス等のウィルス感染によって生じる場合には（図2），初期症状として38～40℃の発熱がみられ，口腔内に小さな水疱を生じ，やがて水疱が破れて有痛性の潰瘍が形成されるという一定の発症パターンがあります．痛みは非常に激しく，歯肉の発赤・腫脹や出血を伴うため，経口摂取が困難となることがしばしばみられます．そのため，食事摂取についての指導を行い（「Note」参照），小児科への紹介のうえ抗ウィルス薬の処方や点滴等を受けてもらうことが重要です．できるだけ早期に治療を開始することが治癒への早道であり，口腔内の症状が診断のきっかけになることも多いため，かかりつけ歯科医の目と判断が重症化を抑えるポイントになります．

3. 説明の仕方

　局所的なものであれば，1週間程度で自然治癒することを説明します．発熱や体調不良などがみられる場合には，疾患の一症状として口内炎が現れている場合があるので，内科的な対応が必要になることも伝えます．

Note

口内炎へのレーザー治療

　レーザー照射などの対症療法は，痛みの強い治療法ではありませんが，小児の場合，痛い部分を触られることに対する恐怖心から拒否行動をとることがあります．したがって，日常生活に口内炎の痛みがどのくらい支障をきたしているかを聞き取ったうえで，治療方法や治療の可否を本人および保護者と十分相談して決めるのがよいでしょう．

Note

ウィルス性口内炎の場合の食事指導

　口腔内に入れたときに痛みが少ない流動性に富んだ栄養価が高い食べもの，たとえば卵，牛乳，プリン，ゼリー等を勧め，水分補給を促すとよいでしょう．

4. 予後の見方

多くの場合は局所的，一時的なもので治癒に向かいますが，ほかの疾患の一症状として現れている場合には難治性の場合もあります．口内炎が多発している場合には，口内炎だけでなく，口腔内全体の異常所見と体調不良についても確認します．摂食嚥下困難がみられたり，1週間以上経過しても症状が変わらなかったりする場合には全身性あるいは系統的疾患の一症状であることを疑い，小児科受診を勧めることも必要です．

> **Hint**
>
> ### 口内炎と鑑別診断が必要なもの
>
> **上皮真珠（図3）**
> 　無歯期の歯槽堤粘膜に小さな白色あるいは黄白色を示す真珠様の腫瘤が単発あるいは多発性にみられるものです．歯胚の形成時にみられた歯堤が残存して表面に浮き出してきたもので，為害性はなく，自然消失します．上顎正中部にできることもあり，これは左右の口蓋突起が胎生期に癒合する際に生じた余剰の上皮組織が表面に浮き出したものです（Epstein真珠ともいう）．いずれも口内炎あるいは先天性歯を主訴に受診する場合があります．
>
> **リガ・フェーデ病（図4）**
> 　授乳の際に先天性歯の切縁が舌下面に強く接触するために生じる舌下部粘膜の口内炎様の潰瘍．対応としては，先天性歯（図5）の切縁の研磨，レジンシーネの装着，抜歯などが行われます．

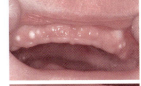
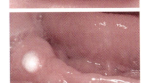

図3　上皮真珠

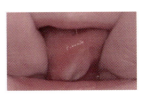

図4　先天性歯が接触する位置に生じた舌下面潰瘍（リガ・フェーデ病）

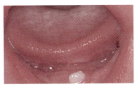

図5　生後47日の新生児にみられた先天性歯

● 粘液嚢胞

粘液嚢胞とは，口唇や舌にみられる小唾液腺の排泄管が損傷し，唾液が周囲の結合組織に溢出して生じるものです（図6）．原因の多くは誤咬や外傷で，下口唇，舌尖部下面に好発します．いずれも自潰あるいは穿刺によって一時的に消失しますが，すぐに再発することが多く，これを繰り返す所見が特徴です．

1. 処置と対応

処置の原則は嚢胞の摘出ですが，自潰した後そのまま自然治癒することもあります．したがって，低年齢で摘出手術に対する理解と協力を得ることが困難な場合，あるいは嚢胞が食事や会話などの日常生活に支障をきたしていない場合などは，はじめて出現してから1～2か月は経過観察でもかまいません．3か月を過ぎても変化がない，あるいは自潰しても再発する場合には摘出の必要があります．

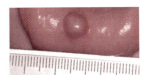

図6　下口唇に生じた粘液嚢胞

2. 臨床上の注意

　手術によって周囲の小唾液腺の排泄管を傷つけることのないよう，摘出の際に囊胞の取り残しのないことはもちろん，周囲にみられる小唾液腺を鋭匙やピンセット等を用いて可及的に除去することが重要なポイントです．切除には，手用メス，電気メス，レーザーメスなど，いずれも使いやすいものを選択します．口唇も舌も出血しやすいため，注意して施術し，自院での対応が難しい場合には専門医に紹介するとよいでしょう．ガマ腫（「Note」参照）では全摘出が困難なため，開窓手術となります．小児の狭い口腔内での開窓手術は困難と判断された場合も，専門医への紹介がよいでしょう．

3. 説明の仕方

　摘出手術の後にも再発することがあり，繰り返し手術をする可能性もあることを十分に説明してください．また，術後の注意点として，咬傷に気をつけること，口唇も舌尖もよく動く部分なので縫合が自然に脱落してしまうことが多いこと，縫合糸が脱落しても出血がなければそのままでよいことなども説明するとよいでしょう．

4. 予後の見方

　再発の確認が何より重要です．術後1か月を過ぎると再発の可能性が低くなります．また1か月以上過ぎて同じ部位に囊胞が出現した場合は，再発ではなく新たに発生したと判断するのが適切です．この点も術前に十分説明しておきましょう．

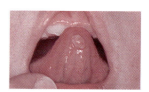
図7　舌尖部に見られる粘液囊胞
ブランディン-ヌーン腺囊胞という

Note

ブランディン-ヌーン腺囊胞（図7）
　舌尖部下面に粘膜囊胞と同様の機序で生じるものです．処置は全摘出となります．線維性ポリープとの鑑別が必要です

ガマ腫
　舌下腺の開口部に粘液囊胞と同様の機序で生じる口底部の大きな囊胞です．処置は全摘出ですが，困難な場合には開窓術を行います．まれに，舌下腺の全摘出が必要なこともありますので専門医に紹介します．
　腫瘍性病変や類皮囊胞との鑑別を要します

● 舌小帯付着異常

　舌小帯の異常は，おもに舌小帯の付着部位が舌尖に近い場合，あるいは小帯そのものが太く短い場合に生じることが多く，舌を突出させると舌尖部がハート形にくびれる，舌尖で上口唇や上顎中切歯に触れることができないなどの症状を認めます．舌小帯短縮症，舌小帯強直症等ともよばれます（図9）．

　出生直後から乳児期にかけては哺乳障害，幼児期においては流涎や摂食時の食塊形成困難，幼児期から学童期にかけてはラ行，タ行，サ行等の発音不明瞭や構音障害等を生じる原因となることがあります．また，強直が著しい場合には歯列や歯の萌出に影響を及ぼすこともあります．

1. 処置と対応

　処置の原則は切除術です．意識下で舌を静止できる，あるいはさせるこ

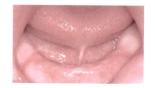
図8　新生児の舌小帯
正常範囲

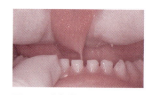
図9　舌小帯短縮症
発音障害があり，外科的処置の適応と診断されたもの

とができる状態であれば局所麻酔下で十分に可能な手術ですので問題ありませんが，困難な場合には全身麻酔下での手術が望ましいこともあります．手術が手技的に困難な場合には，専門医に紹介するとよいでしょう．また，手術後の治癒の時期に切除部分が拘縮しながら治癒してしまうと，せっかく伸展した小帯が後戻りしてしまうことも多いため，伸展後に縫合を行うことや，対応が可能な子どもであれば手術前後に舌の挙上などのトレーニングをしておくことも大事なポイントになります．

2. 臨床上の注意

　状況によって最適な手術時期に違いがあります．新生児および乳児期に哺乳障害を認める場合，哺乳における舌運動の主体が舌背表面の蠕動運動であることから，新生児および乳児期に哺乳障害を認める場合には，舌小帯の切除によって哺乳の改善が図られるかどうかを，実際に授乳指導を行っている助産師等と意見交換や連携を十分にとって対応することが重要です．また，新生児や乳児の外科的手術は外来での局所麻酔下では困難であることも多いので，状況に応じて専門医への紹介を行うことをお勧めします．発音や構音の問題については，舌運動の不具合によるものか年齢的なものなのかの判断が難しい場合は，地域のことばの教室や病院の言語治療科などに所属している言語聴覚士に相談します．そのようなつながりがない場合には，幼稚園，保育園の先生に同年齢，同世代の子どもと比較して，発音やことばに問題はないかどうか尋ねて，問題があればその解決策について相談してみるのもよいでしょう．

　舌小帯付着異常には，加齢とともに自然に改善する場合もあれば，早急な手術によって悪影響を除去することができる場合もあります．また，現時点では目にみえる影響はなくても将来の歯列咬合のスムーズな成長・発育のために手術が必要な場合があります．適応を誤らないように，問題点の大きさ，保護者の心配の程度，担当している助産師や言語聴覚士，幼稚園や保育園の先生等の意見も交えて判断することが重要です．

3. 説明の仕方

　手術の必要性，手術の時期については，哺乳，摂食，発音と構音，歯の萌出や歯列などのほか，現在の日常生活の不安や問題点などを含めた背景を鑑みたうえで，保護者あるいは本人がコミュニケーションがとれる年齢に達している場合には本人と話し合って検討するのがよいでしょう．

　また，手術前後の舌のトレーニングはとても重要ですので，積極的に取り組むよう促します．

4. 予後の見方

　問題点が改善しているかどうかが重要です．切除術直後と比較して，後戻りがないかどうかについて十分確認してください．

● 上唇小帯付着異常

　上唇小帯付着異常は，上口唇粘膜と上歯槽堤粘膜とをつなぐ小帯が短い，あるいは太く厚い場合に生じるもので，上唇小帯高位付着，上唇小帯強直症等ともよばれます（図10）．

　出生直後から乳児期にかけては，授乳時に上口唇が上方に翻転せず，口腔内の陰圧形成が困難となって哺乳障害が生じます．また，幼児期においては上顎前歯部の自浄作用を低下させたり，歯磨きの支障になったり，学童期においては上顎中切歯の萌出障害，正中離開（図11）等の原因となったりすることがあります．

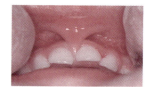

図10　上唇小帯高位付着

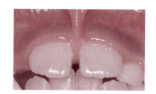

図11　上唇小帯高位付着が原因の正中離開

1．処置と対応

　処置の原則は切除術です（図12）．舌小帯と比較して，術野が動くことが少ないので手術そのものは施行しやすい部位ですが，低年齢で手術に対する理解と協力を得ることが困難な場合や手術が手技的に困難な場合には，専門医に紹介するとよいでしょう．

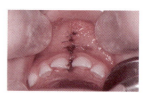

図12　上唇小帯切除術

2．臨床上の注意

　舌小帯同様，上唇小帯も状況によって手術の適応時期に違いがあります．授乳に支障をきたしているかどうかは出生直後から助産師が細かく評価している場合が多いので，担当の助産師と相談のうえ，手術の必要性と時期を決めるとよいでしょう．

　幼児期においては，担当歯科衛生士と相談のうえ，上顎前歯部の口腔衛生状態，齲蝕罹患等について評価し，小帯切除によって改善が期待できるかどうかを判断します．保護者にはブラッシング指導とともに提案すると理解してもらいやすいと思います．また，学童期においては，中切歯の正中離開の状態を観察して，原因が上唇小帯によるものかを評価することが重要です．

　小帯が口蓋側の切歯乳頭とつながっている場合（Blanch test で確認，「Note」参照）には，小帯とともに正中部の歯肉と切歯乳頭までの切除を行うことで正中離開の改善を図ることができる場合もあります．側切歯の萌出時期とタイミングを合わせた手術時期の選択が重要なポイントになります．

　上唇小帯に対する対応は，口腔衛生状態や自浄作用の改善については，術後の結果が比較的わかりやすいのですが，萌出障害や正中離開の改善については術前に改善がどの程度期待できるのか予測が難しい場合があります．判断が難しい場合には専門医への紹介がよいでしょう．

> **Note**
> **Blanch test とは**
> 　口唇を手指にて上方に牽引すると，小帯付着部の歯肉が白くなることから，白くなった部分まで小帯が付着していることが診断できます

3．説明の仕方

　舌小帯と同様に形態的な問題が軽度な場合や日常生活に問題がない場合には，自然に改善することもあります．また，低年齢児では転んだ際に上

唇小帯が切れてしまうことも少なくありません．手術を行うかどうかについては，哺乳，口腔衛生状態，歯の萌出や正中離開など，現在の日常生活に不安や問題があるかどうかを考えたうえで，保護者や患者さん本人と相談し検討しましょう．

4．予後の見方

問題点が改善しているかどうか評価しましょう．歯列・咬合を経過観察し，治療が必要かどうかを判断し，適切なアドバイスをすることが重要です．

落合　聡（おちあい小児歯科医院）

05 外傷への対応法

実践編

- 歯の外傷は，身体のけが一般と同様に，自然に治る部分がありますが，つねに咬合力がはたらく部位であることから，受傷してから時間が経つほど破壊され，細菌感染が加わります．したがって，**受傷間もない時点での対応が治癒を左右します．**

- 外傷を受けた患者さんが来院したときは，限られた診療時間のなかでの手際よい対応が求められます．そのためには日ごろから応急対応法をスタッフと共有しておくことが重要です．

- 診査においては，**外力は歯や歯髄など歯周組織のすべてにダメージを与えているということを意識することが重要です．**外力を受けた歯は，見かけの破折だけでなく，ほぼすべての歯の歯根膜に力が加わって亜脱臼以上の損傷を受けています．また，見えない亀裂や歯肉縁下の歯根破折など，X線診査を行っても検出しにくい損傷を伴っている可能性があります．

- 診査を行った後には，その時点での診断を伝え，**治療法とその意義，術後経過について説明します．**特に，歯根破折などの受傷直後には必ずしもはっきりと診断できないことを伝えます．そして，外傷による損傷を見逃さないためには，一定期間，定期的に来院してもらい，次第に明瞭になる損傷を確認しながら，治療と対応を追加していくことが結果的にはもっとも見逃がしのない治療につながることを説明しましょう．

● 外傷患者さんが来院されたときの対応

外傷は突然起きるため，患者さんは不安を抱えて来院するものです．齲蝕については一般の方もある程度知識をもっていますが，口腔の外傷について正確な情報を得ることはいまだに難しい状態です．したがって，まずは患児や保護者のショックや不安をしっかり受け止め，明るく挨拶をしたあとに，「大変だったね．でも，来られてよかった．いっしょに直そうね」と伝えることが第一段階です．

次に，患部の止血につとめ，気道に落ちそうな異物や歯が口腔内にないか確認し，あれば取り除きます．唇や頬が傷ついて腫れていたら，氷を薄いビニール袋に入れて当てる「アイシング」で腫れはかなりおさまり，口腔内も見やすくなります．

止血操作そのものが痛みを与えていないか注意しつつ，どんな経緯でけがをしたのか，話を聞きます．苦痛を解消するだけでなく，わかりやすい情報提供が大切であるため，歯科医療者は日ごろから備えておくことが大切です．説明書や質問票を作っておき，スタッフで分担できるようにしておくと，落ち着いて対応できるでしょう（**図 1**）．

Hint!

外傷患者さんが来院されたときに特に伝えたいこと

特に伝えておく必要があるのは，おもに以下の2項目です．

①外傷による損傷は，見える部分や歯だけでなく，見えない部分や歯周組織に必ず及んでいる

②時間の経過に応じて治癒が生じる一方で，次第にみえてくる損傷があるため，経過観察を続けて，適切に治療・管理を受けることが大切である

歯の脱臼・破折の治療を受けられる（　　　　　　　　　　）様へ

	受傷日数 当日	2日 3日 4日 5日 6日 7日	14日目	30日目	60日目	90日目	1年
治療	必要に応じて止血や縫合をします． 歯を元の位置にもどし，ゆれる場合は固定します． 折れた部分を被い，歯髄を保護・治療します．	・縫合した糸をとります．→	歯の固定をはずします．→ 歯根破折があった場合は 2カ月以上固定します．→ 歯髄の炎症や壊死には歯内療法を行います．→		固定をはずします． スポーツによる外傷を防ぐためにはマウスガードの装着をおすすめします（固定除去後）．		
検査・処置	口腔内全体を診査し，受傷部位のＸ線検査を行います． 固定中に１～２週間隔での診査を続けます．	処置後のチェックをします．→	Ｘ線検査を行い歯根破折や歯槽骨吸収の診査をします．	Ｘ線写真上で歯根吸収が観察され始めます． 歯髄の検査も必要です．	歯髄の異常が出やすい時期です． Ｘ線写真上で骨の治癒を判断します．		１年間は定期管理必要期間です． 外傷を原因とする異常な所見のほとんどが発見されます． 歯髄保存療法後は５年間の経過観察がすすめられています．
薬	抗生物質や鎮痛剤が処方されます． 処方を受けたお薬は，指示どおりに飲んでください． 飲んでおなかをこわしたり，蕁麻疹が出るなどしたときはお薬をやめて電話をください．						
口腔ケア	食後や寝る前は，うがい薬をほぐした綿棒につけて傷を拭いてください．→ 食後や寝る前は，うがい薬をつけた歯ブラシで歯磨きをしっかりしておきましょう．→ 硬い食物・噛みちぎる食物は受傷歯で噛むのは避けてください．→	→					
食事	お菓子や甘い飲み物は控え，栄養はバランスよくとりましょう．→ （避けたいもの：スポーツドリンク・カレー・飴・ガム・ジュースなど） 野菜・果物をできるだけとりましょう．→ （食べにくいときは：おかゆ・離乳食・やわらかいご飯・麺類・牛乳・ヨーグルト・チーズ・アイスクリーム・卵・バナナなど）	→					
その他生活上の注意	入浴は手短に，またはシャワー程度にとどめてください．→ 体育は見学をおすすめします．→ 夜更かしを避けましょう．→	→	→				
備考	歯の変色が現れることがありますが，後に消退することがあります． 内出血や腫れには氷水による冷湿布が有効です． 食べるとしみるとき，噛むと痛いときは主治医にお申し出ください．→ 顔面が腫脹した場合は冷湿布が有効です．→ 午前・午後の熱を測り記録しましょう．→ （38.5℃以上の熱が出たときはご連絡ください．） 食物がつまりやすい部分・掃除しにくい部分はお申し出ください．	→	皮膚や粘膜の内出血は消えてきます．				歯根破折がある場合は３年は定期管理必要期間です． 乳歯の外傷は後継ぎの永久歯が生え替わるまで，最低年２回の定期検査を受けましょう．

東京医科歯科大学歯学部附属病院　小児歯科外来　03-○○○○-△△△△

図 1　外傷を受けた患者さんへの説明書

（歯科口腔領域のクリニカルパス．医歯薬出版，2004.）

実践編

● 歯が外傷を受けた場合の損傷の実態

歯が外傷を受けた場合，外力は歯と歯周組織全体に損傷を与えています（**図2**）．歯の転位や脱落があるときは，高確率で歯槽骨が骨折しているので，できるだけ非観血的に整復して6週間程度固定を行います．あらゆる損傷部位は感染対象で感染経路となりますから，清潔を徹底して保つことで組織を守り，上行性感染による歯髄壊死や歯根破折部感染を阻止します．

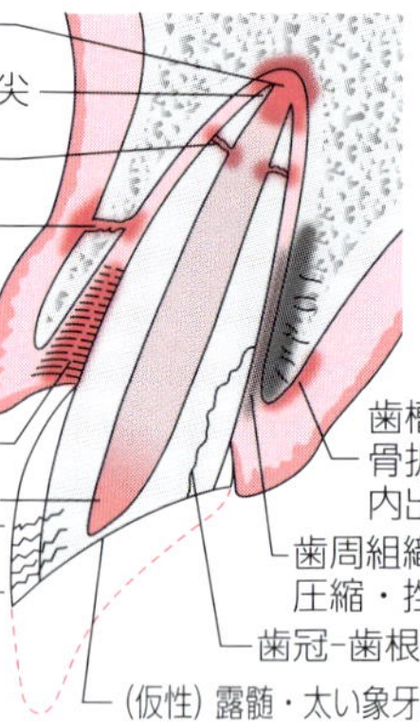

● 外傷患者さんの診査

口腔以外に緊急を要する所見がないか観察します．顎骨骨折を疑う場合は，応急対応後に口腔外科に紹介しましょう．

1. 全身的な危険性への配慮

1時間以内に医師の処置を受けないと命や視力を失う危険性のある所見があります．耳介後部（耳の後ろ付け根を含む）の斑状出血（バトル兆候，Battle's sign）と目の周りの内出血（ブラックアイ）がないか観察し，歯科治療よりも優先すべき所見がある場合は医科受診を勧めます（**表1**）．

2. 口腔の診査と診断，記録

緊急を要する重要度の高い所見に対して初期治療を行い，以後は予約診療に移行します．

3. 定期診査

原則として外傷後1週間以内に初期治療やホームケアの評価を行い，1，2，3，6，12か月後，以降6か月ごとに診査を行います．固定期間中は，固定の脱離の有無や清掃状態を毎週チェックするのがよいでしょう．そのほか，清掃状態，歯肉の炎症，歯の動揺の増減，X線診査，歯周ポケット診査，打診，歯髄電気診等を行います．

● 口腔外傷に対する初期治療のポイント

歯の外傷の初期治療は，大まかに言えば，動揺・脱落と破折ならびに露髄に対応することです．

図2　歯と歯周組織の損傷の基本様式[1]

根尖部出血
未石灰化の根尖
歯根破折
歯槽骨骨折
歯根膜の断裂・出血
歯髄循環障害
歯冠の亀裂
歯槽骨骨折・内出血
歯周組織の圧縮・挫滅
歯冠-歯根破折
（仮性）露髄・太い象牙細胞

表1　他科受診を優先すべき，または相談すべき所見

脳外科
顔色の悪さ，歩き方・目の動きの異常，高い発熱，吐き気，頭痛，食欲低下，鼻水や鼻血の持続，記憶喪失，意識喪失

眼科
目の動きの異常，見えにくい

小児科
顔が青い，体温の異常，腹部・胸部の痛み，発熱，食欲低下，乏尿，外傷性神経症

表2　損傷の種類と初期治療ならびに予約診療における治療
（日本外傷歯学会：歯の外傷治療ガイドライン．2012.に準じた分類）

所見	損傷の種類	初期治療	通常診療
歯が折れた	亀裂	レジンコーティング	コンポジットレジンで被覆
	歯冠破折	セメント被覆，コンポジットレジン	コンポジットレジンで修復，破折歯片の接着，被覆冠
	歯冠歯根破折	整復固定もしくは抜歯　保存可能な歯片を保存	意図的再植，矯正牽引，補綴
	歯根破折	整復固定（2～3か月）	残根の挺出化，補綴
歯の動揺	脱臼	整復，固定	整復，固定（2～6週）ときに矯正的整復
	脱落	再植または保隙（乳歯の適応症は狭い）	経過観察，歯内治療　矯正治療，補綴
露髄	歯髄炎	直接覆髄，生活歯髄切断法	生活歯髄切断法，抜髄

1. 止血と異物の除去

　緊急度がもっとも高い処置は，止血と吸い込みそうな，またはのみ込みそうなものを口腔外に出すことです．特に幼児においては，脱落しそうな歯を抜歯するか，整復固定するかを本人の協力状態と診療体制を考慮して早急に決定します．

2. 脱落歯への処置

　次に急ぎたい処置は，脱落歯の再植もしくは脱落歯を良好な環境に保存することです．

　根未完成永久歯（学童の永久歯）は急いで再植を行います．その理由は，完成した歯は脱落後歯髄壊死が起きますが，根未完成歯は脱落後短時間で再植された場合に，歯髄が生活しつづける可能性があるからです．また，脱落後適切な湿潤環境にあった根未完成歯が3時間以内に再植された場合，歯髄は生活しつづけ，歯根を完成できることがあります．

3. 動揺歯の整復固定・破折歯の被覆

　上記の処置を急いだら，あとは動揺する歯を整復固定し，露髄と破折を被覆します．

　軟組織損傷を伴うときは，創内の異物は感染や外傷性刺青の原因となるため，創が新鮮なうちに生理食塩水で徹底的に洗浄し，歯ブラシや探針を用いて微細な粉状の異物を十分に除去します．

> **Note**
>
> **乳歯の受けた外傷が後継永久歯に与える影響**
> ①エナメル質の白斑や黄斑
> ②エナメル質など歯質の減形成や形成不全
> ③歯冠の形成異常，屈曲
> ④歯根の彎曲と屈曲，形成停止
> ⑤萌出の遅延，位置異常
>
> 　外傷を受けた乳歯の後継永久歯のうち，40～55％になんらかの影響が観察されます．白斑がもっとも多くみられ，歯冠や歯根の形態異常が5～10％程度報告されています．萌出異常は，乳歯周囲の歯槽骨折など重度の損傷があった場合に警戒します．

4. 受傷後の経過についての説明（表3）

患者さんと情報を共有することで，その後の治療が円滑に進みます．

表3 受傷後の経過時間とその時点に明瞭化する損傷合併症と治癒

受傷後1時間	・口唇の腫脹，急性炎症の開始（口唇の腫れには氷湿布が有効）
1日目	・歯肉の出血や内部出血，歯の変色が起きはじめる ・軽度の発熱あり（37℃台）　・陥入歯は動揺が増す ・歯の外傷は翌日に再診査すると，陥入歯や転位歯が動揺して検出可能となる
3日目	・軟組織の最表層の治癒開始
1週間	・粘膜，歯肉が治癒する
2週間	・埋入乳歯が再萌出しはじめる．皮膚や粘膜の内出血は消える ・歯根破折や歯冠歯根破折，歯槽骨片などへの感染が明瞭化する時期
3週間	・整復固定された脱臼歯・再植歯に病的歯周ポケットがなければ初期段階の治癒達成
1月目	・X線写真上で歯根吸収が観察されはじめる．骨リモデリング中の骨透過像がみられる
2か月	・固定を受けた骨折はX線所見で治癒がみられる（骨の再石灰化） ・歯髄の生死が明瞭化しはじめる
3か月	・脱臼歯の歯髄の石灰化や修復象牙質の過形成（歯髄腔狭窄）が見えはじめる（～1年以内）
6か月	・乳歯の歯髄壊死の多くが発見される
1年間	・定期管理必要期間．外傷後異常所見のほとんどが発見される
5年間	・歯髄保存療法を受けた歯に異常所見が出る期間．定期診査を要す

● 動揺した歯の治療

歯が動揺して，子どもが違和感を訴えるのは脱臼や歯根破折，歯冠歯根破折，歯槽骨骨折があるときですが，初期対応はいずれの場合も整復と固定です（図3）．

1．整復

異常な位置に移動した歯を，より正常と思われる位置に整復します．その際に痛みを訴える場合は，局所麻酔を行います．歯肉の上から歯槽骨も復位させつつ歯を愛護的に整復しますが，これが困難な場合は一旦固定し，1週間以降に矯正力で歯を整復することもあります．

2．固定

創傷治療の基本は清潔と安静です．動揺歯は固定によって安静が達成でき，痛みなく口腔清掃を徹底できます．清掃指導とともに食事指導を行い，仕上げ磨きは含嗽剤とほぐした綿棒で行います．

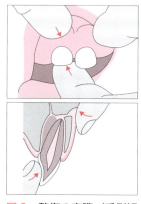

図3 整復の実際（舌側傾斜歯の場合）
唇側根周囲の骨を整復しながら同時に歯の位置も徒手整復する

①レジンスプリント
- 歯面清掃：良好な接着のための前提として大切です．
- 簡易防湿：開口器，アングルワイダーなどの利用も有効です．
- エッチング処理を行い接着性レジン（スーパーボンド等）を塗った後，即時重合レジンクリアを 2 mm 以上の厚さに盛る（小児においては除去が容易であることも重要なので隣接面にレジンを流し込まない）．

②ワイヤーレジンスプリント
レジンスプリントのレジンを盛る際に歯列に沿わせたワイヤーを加えます（図 4）．ワイヤーは，方向が把握しやすく除去も容易な矯正用角ワイヤーか，直径 0.7 mm 程度の金属線を用い，ワイヤーに糸やデンタルフロスを結んでから口腔内に試適し，誤飲・誤嚥を防止します．

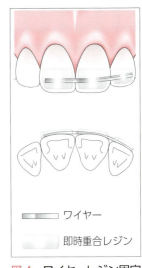

図 4　ワイヤーレジン固定の唇側観と咬合面観

3. 固定期間

固定期間は 2 週間以上で，歯槽骨骨折を伴う場合は 6 週間，歯根破折がある場合は 2 か月以上固定します．

Hint　乳歯の陥入への対応

乳歯の陥入においては，所見に応じて対応します．
① 唇側傾斜を伴うなど乳歯が後継永久歯に障害を与えているおそれがある場合，あるいは転位が著しい場合には，乳歯の抜去または整復固定を行う．デンタルＸ線写真で，全歯長が長く見えるときは，乳歯は唇側傾斜を伴い，永久歯胚を障害している危険性がある
② ①の場合を除けば，自然な再萌出を待つことができるが，陥入歯からの感染と炎症を防ぐために，受傷後 7 日間は陥入歯の歯周ポケットの洗浄を継続し，抗菌薬を服用させることが望ましい

Hint　患児および保護者に与える注意事項

- 歯の使用制限を行う必要はない（外傷を受けた前歯をつかわない，硬い食品をさけるなど）
- 徹底的な歯面清掃を行い，1 週間以内に歯科医院で治癒と清潔状態の確認や指導を受ける

● 脱落した歯に対する処置

1. 永久歯の脱落に対する処置

①再植の適応症

脱落後間もないほど，再植により生着するとされています．早急に歯を本来の位置に正しく戻し，固定します（図 5）．

歯をただちに再植できないときに重要なのは脱落歯の乾燥を防ぐことで，プラスチックフィルム（ラップ）で覆うことで，1 時間は良い保存状態が保てると報告されています．これは生理食塩水とほぼ同じ効果です．さらに長時間保存するには，歯根膜の生活力の維持に効果がある溶液中に保存するべきです．望ましい溶液としては細胞保存液（HBSS：Hank's

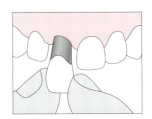

図 5　1⏌が脱落した場合の再植の手技
歯冠の近遠心などを持ち，生理食塩水や HBSS（図 6）で洗浄した脱落歯を洗浄した歯槽窩に戻す．咬合関係や隣接関係を参考に位置を決め，固定する

Balanced Salt Solution，図6）があります．牛乳アレルギーのない人の歯は冷たい牛乳（ロングライフミルクや低脂肪乳を除く）が12時間以上，生理食塩水中では1時間ほど適切に保存できます．水道水の使用は避けてください．

脱落歯の洗浄方法には定説がないのですが，洗浄を要する場合は，なるべく保存液として望ましい液を使います．

②再植の非適応症

全身状態不良，または免疫不全な状態（重度の先天性心奇形，コントロールがされていない痙攣発作や糖尿病など，重度の心身障害），脱落歯の元の歯槽に重度の崩壊や感染がある場合，再植は禁忌です．

歯の脱落後の歯槽は，骨折や軟組織損傷を伴うので，脱落歯を再植しない場合は，保存可能な組織，特に骨をできるだけ温存できる方策を選びます．生理食塩水で歯槽を洗浄して異物がないことを確認し，縫合も検討します．

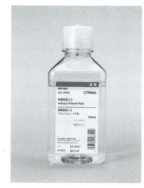

図6　細胞保存液（HBSS）

表4　再植法

①歯槽の点検	再植に際しては，脱落歯の元の歯槽を十分点検する．歯槽の破壊程度，歯槽骨破折片の変位や異物の残存を観察する
②異物の除去	脱落歯の歯冠を持って，その汚染の程度を考慮しつつ，歯根膜に為害性のない溶液（歯の保存液や牛乳など），これらがなければ生理食塩水をそそいで，付着した異物を除去する
③再植	脱落歯を元の歯槽に戻し，歯槽骨骨片を整復しながら咬合関係を確認しつつ，適切な位置に固定する．感染予防のため抗菌薬を与薬する （歯槽の血液循環を低下させないように，局所麻酔は可能であれば血管収縮剤を含まないものを選ぶ．それが不可能ならば，歯槽から離れた広めの範囲を麻酔する）
④固定期間	2～6週間．歯が脱落するほどの損傷は通常，歯槽骨骨折を伴うため6週間の固定が多い
⑤歯内療法	根未完成歯では，歯髄生存の可能性もある．経過観察中に，歯髄診およびX線診所見等の複数の診査結果で歯髄死が診断された場合に限り，歯内療法を行い，アペキシフィケーション（歯根形成誘導法，p.139 表8）により根尖の閉鎖を図る
⑥予防的根管治療	歯根完成歯は歯髄の生存が期待できないので，再植後10日以後に予防的根管治療を行う
⑦術後経過	永久歯再植後の歯根吸収合併率は70～90％，幼若永久歯では歯髄の生活力が維持できる場合が20～30％

2. 乳歯の脱落に対する処置

①乳歯の喪失部への処置

歯槽感染予防や保護を図り，後に可撤保隙装置（図7）などによる保隙を検討します．乳切歯の早期喪失後，両隣在歯は喪失部位へ傾斜することがありますが，上顎乳中切歯1歯のみの喪失の場合では，永久前歯の咬

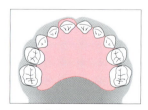

図7　乳歯の喪失と保隙装置

乳歯を失った部位は可撤保隙装置で補う．乳切歯1歯欠損ならクラスプは不要．複数歯の欠損では，第一・第二乳臼歯間にボールクラスプや，第二乳臼歯に単純鉤をかけることがある

合関係に影響しないので，保隙装置は必須ではありません.

②乳歯の再植

可能なのは，以下のような良い条件が揃った場合に限られます.

- 脱落してから 3 時間以内で，脱落歯が良好な条件で保存されている.
- 再植処置によって発育中の後続永久歯が損傷される危険性が低い.
- 再植後の固定源があり，歯髄壊死に対する適切な歯内療法の適用が可能.
- 術後の経過観察が可能であるとの確認がとれた場合.

● 歯冠の破折に対する治療

1. 不完全破折（亀裂）

小児の歯に生じた亀裂は象牙質まで及ぶことが多く，冷水違和感や歯髄感染が生じる危険性があります. 亀裂周辺のエナメル質表面を接着性レジンでコーティングします.

2. 露髄を伴わない歯冠破折のレジン修復

歯冠破折部は小児では時間の経過とともに歯髄内へ感染，炎症，壊死が進行し，根尖性歯周炎に至ることがあります. 打診を行い違和感がない場合にはレジン修復を行います.

患者さんが破折した歯冠片を持参した場合，その大きさ，形態，患児の咬合関係に応じて，破折片は接着性レジンを用いて接着できることがあります.

3. 露髄を伴う歯冠破折

歯髄の生活力を可能な限り維持し，正常な外観と機能を回復させます.

①露髄面の壊死がみられないとき

直接覆髄法や部分的生活歯髄切断法（生活断髄法）を行い（**表5，6，図8**），打診違和感が消失した時点で歯冠を修復します. 露髄 24 時間以内なら直接覆髄が可能ですが，成功率は 80％程度です. 部分的歯髄切断法は露髄後 7 日以内に適用可能で，成功率は 95％です. したがって応急処置としては直接覆髄を行い，1 週間以内に部分的歯髄切断法を行うのが勧められます.

②露髄面に壊死が観察されるとき

抜髄や感染根管治療，アペキシフィケーション（**表7，図10**）を行います. アペキシフィケーションとは，根未完成歯が抜髄，感染根管治療の適応となった場合，ガッタパーチャによる根管充塡に先立ち，水酸化カル

シウム糊剤による暫間的根管充塡を繰り返して，根尖孔部に閉鎖硬組織形成を誘導し，これを用いて根管充塡を行い，根尖部の閉鎖を図ることです．

表5　直接覆髄法の術式（水酸化カルシウム法）

①歯面清掃・破折線の整備
②防湿
③歯面清掃，汚染歯質の除去
④患歯と手術野の洗浄
- 露髄面の洗浄には体温に近い温度の生理食塩水がしみることなく利用できる（数分以上，十分な液量で）

⑤吸水，乾燥（細口バキュームチップ利用）
⑥水酸化カルシウム水糊剤貼薬
- 水酸化カルシウムと滅菌水は見かけ量2：1で，清潔に練和する（ホイップクリーム状）
- 糊剤を探針の先端でとり，露髄面を被覆するように貼付し（厚み約0.5mm），綿球で水分を取りながら平坦にならす

⑦仮封
- アイオノマーセメント，コンポジットレジン等で仮封し1週間ほど経過観察する

⑨患者に与える注意事項
- 不良所見が20％以上に出るため，乳歯は正常な交換まで，永久歯は3年以上，定期診査が必要であること
- 不快事項がみられた場合ただちに連絡することを伝える

表6　部分的生活歯髄切断法（生活断髄法）

①除痛
②ラバーダム防湿
③齲窩開拡
④天蓋除去
⑤冠部歯髄除去，切断
- 前歯部：生理食塩水を注水しながら，タービンに装着した清潔なダイヤモンドバーで冠部歯髄・髄角の除去と根管口部の歯髄を高速回転で切断する（内部注水は停止）
- 臼歯部：エンジン装着の滅菌ラウンドバーと生理食塩水注水下で切断する
- 歯髄の巻き込みを避けるため，エンジンが根管口に達してから，逆回転低速で切断して，歯冠部歯髄も搔き上げるように除去する

⑥髄腔内を生理的食塩水で洗浄し，細口バキュームチップで髄腔内の水分を吸引する
⑦水酸化カルシウム水糊剤貼薬
- 水酸化カルシウムと滅菌水は見かけ量2：1で準備し練和（ホイップクリーム状）
- 糊剤を探針の先端でとり，切断面と髄床底全体を被覆するように貼付し（厚み約1mm），綿球で水分を取る

⑧仮封
- グラスアイオノマーセメント仮封（できれば光重合型）

⑨患児および保護者に与える注意事項
- 麻酔が残るので，2時間の咬傷，熱傷への注意，1か月ほどは冷刺激に過敏になりうることを伝える

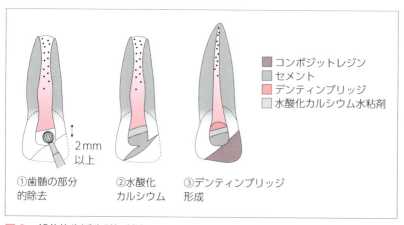

図8　部分的生活歯髄切断法

表7 アペキシフィケーションの術式

①除痛（抜髄を行う場合）
②ラバーダム防湿
③歯面清掃
④軟化象牙質の除去
⑤天蓋の除去・根管上部の形成
- 歯質が薄いので根管口に近い部分から軽圧で歯髄をクラウンダウン法で除去する
- 切削は最小限にとどめ、根尖孔外へ押し出さないようにする
- 洗浄には生理食塩水を軽圧で用いる
⑥根管長測定
- 根管長測定器（図9）にて電気的根管長測定を行う（#15 ファイルを用いる、根尖指示値は APEX）
⑦根管形成
- 根管壁の過剰切削を避けるため、太めのファイル（#70）を「根管長－1mm」で用い、彎曲部はファイルにカーブを与えて形成する
- 生理食塩水を根管に入れ、湿潤状態で円周ファイリングを2周行う
⑧洗浄および乾燥
- 生理的食塩水を用い、水圧で根尖孔外へ押し出さないよう、滴下する程度の軽圧で洗浄する
- 洗浄針は「根管長－2mm」以内で用い、バキュームに連結して吸引乾燥する
⑨水酸化カルシウム水糊剤貼薬
- 水酸化カルシウムと滅菌水（体積比2：1）を練和し（ホイップクリーム状）、根管口入り口に5mmの厚さに糊剤を置く
- レンツロまたはコンデンサーを「作業長－2mm」まで挿入し、低速回転、回転時間は約20秒とし、糊剤を根尖側に送る
⑩仮封
- 水硬性セメントやストッピングと、光重合型アイオノマーセメントまたはコンポジットレジンによる二重仮封を行う
⑪治療間隔
- 3〜4か月ごとに糊剤を交換する
⑫根管充填
- 急性症状がなく、根管内の乾燥が得られ、根尖にガッタパーチャポイントを支える硬組織が触知された場合は、根尖孔の太さに適したガッタパーチャポイントをメインポイントとして根管充填を行う

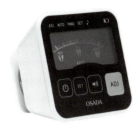

図9 根管長測定器 APIT15
（長田電機工業）

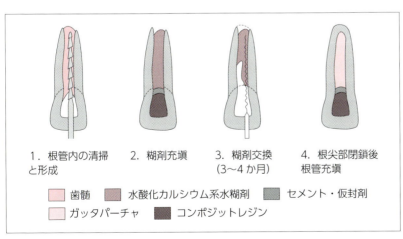

1. 根管内の清掃と形成
2. 糊剤充填
3. 糊剤交換（3〜4か月）
4. 根尖部閉鎖後根管充填

■ 歯髄　■ 水酸化カルシウム系水糊剤　■ セメント・仮封剤
■ ガッタパーチャ　■ コンポジットレジン

図10 アペキシフィケーション

● 歯根の破折

受傷当初は検出されにくいので，経過を追いつつ警戒を続けるべき損傷です．

1. 歯根破折

①破折面が歯槽骨縁下である場合

受傷歯をできるだけ正確に整復し，堅固な固定を2～3か月間行います．破折部への感染が阻止できれば，破片間が結合組織により連結されます．破片間が硬組織で連結されることが理想です．乳歯に対しても治療法は変わりませんが，硬組織による治癒はまれです．

歯冠破折と合併して露髄を伴うときは，歯冠破折の場合と同様に歯髄保存を図ります．歯髄に生活反応がない場合や瘻孔を伴う場合は，壊死した歯髄領域のみの根管治療にとどめ，通常は生活しつづける根尖側破折片の歯髄には触れないことが勧められます．根管内は径が広いですが，根管長測定器（図9）で根管長が把握できるため，水酸化カルシウム糊剤貼薬を行い，閉鎖硬組織を形成したのち，根管充填を行います．

②破折面が歯槽骨縁上である場合

永久歯では歯冠片を取り除いて歯内療法を施し，その後，歯冠修復のために矯正的または外科的に歯根片を挺出させます．乳前歯では抜去します．

2. 歯冠-歯根破折

①動揺度が高い歯

破折位置を視診，X線所見や触診，歯周ポケット診査で確認します．歯根部の破折面が歯槽骨縁上である場合は，歯根破折に準じた治療を行います．歯根部の破折面が歯槽骨縁下に及ぶ場合，破折が根尖近くまで及ぶ場合，多数の破折がある場合は抜歯の適応です．ポストコアで修復可能と判断された場合は，外科的挺出か，矯正的挺出を行います．

②動揺度が低く，病的ポケットもなく，破折部位の同定が困難な歯

露髄があれば歯冠破折同様の処置を行い，固定して約2週間後に動揺や歯周ポケットを診査します．固定を外して動揺や破折部が明瞭であれば，上記の「1. 歯根破折　②破折線が歯槽骨縁上にある場合」と同様に対応します．

亀裂に沿った細くて深いポケットと骨吸収があるとき（不完全歯冠-歯根破折）は，歯肉弁を開けて，亀裂を狭い幅で形成し，レジン充填を行います．

外傷後に観察される特徴的所見について

受傷後時間が経ってから来院した症例の場合や，経過観察時に注意すべき所見を挙げます．

1．歯冠変色

脱臼性損傷を受けたことによる歯髄内出血によるものが多いほか，歯髄の石灰変性や歯髄腔狭窄に伴って帯黄色の変色が起きる場合もあります．歯冠色の回復が，乳歯では変色発生後8か月以内に起きます．歯冠変色がある場合，歯髄壊死を合併する確率は，小児では60％未満，正常な歯冠色をもつ乳歯における歯髄壊死率は20％であるといわれます．

2．歯髄壊死

術後経過中の歯髄壊死は，歯根が未完成な歯ほど発生しにくく，歯根が完成に近い歯ほど発生率が高いといわれています．歯髄診断に際しては，電気診・冷温診ともに小児にも適用可能です（図11）．

3．歯根吸収

病的な歯根吸収については，歯周組織や歯髄に加わった損傷の結果生じ，内部吸収と外部吸収とに大別されます（表8）．歯根吸収を疑う場合は，2か月ごとにX線診査や動揺度診査（動揺度測定器，ペリオテストを用いる）を行います．

低位化は，通常受傷1年以内にみられはじめ，動揺度が低下し，歯頸線や切縁が正常な隣在歯より低位になり，X線所見では歯根と歯槽骨の境界が不明瞭で，辺縁骨が三角形に欠損して見えます．この場合，歯根と骨との癒着が疑われます．骨性癒着を伴う歯根吸収は，一過性の場合もあり，低位化は後に解消することもあります．

4．その他，注意を要するX線所見

1) 歯根形成段階，歯髄腔の形態：歯髄腔の狭窄や歯髄の石灰化，歯根内吸収，破折線と歯髄腔との接近度など
2) 歯根膜腔：歯根膜腔の輪郭が不明瞭になると骨性癒着が疑われます．
3) 乳歯根と永久歯歯胚との関係：後継永久歯は左右差がないか，歯胚の位置異常や高透過部位を監視します．

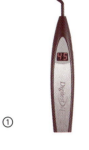
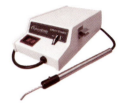

図11　電気歯髄診断器
①デジテストⅡ（モリタ）
②パルプテスター（ヨシダ）

表8　歯根吸収の臨床分類

Ⅰ型	正常歯髄を有する歯の，深さ0.5mm以下の吸収窩．2か月経っても進行しない場合は，自然に治癒する歯根吸収
Ⅱ型	内部吸収で歯内療法開始後は停止する歯根吸収
Ⅲ型	外部吸収で歯内療法開始後は停止する歯根吸収
Ⅳ型	外部吸収で歯内療法開始後も進行する歯根吸収
Ⅴ型	低位化を伴い，歯髄の異常の有無や歯内療法に関係なく進行する

● 参考文献
1) 宮新美智世：13章　歯の外傷【白川哲夫，飯沼光生，福本　敏　編著，小児歯科学第5版】．医歯薬出版，1996．

宮新美智世（東京医科歯科大学大学院医歯学総合研究科　小児歯科学分野）

実践編

06 顎関節の異常

■ 顎関節の異常は，小児歯科の領域でも注目されていますが，原因の究明は困難です，処置の多くは対症療法で，症状もいつのまにか消えることが多いようです．

■ 若年者の顎関節疼痛の頻度は，約5％未満といわれています．症状としては，一般成人では咀嚼筋の疼痛や強直が多いのに対し，若年者では顎関節部の疼痛や雑音を訴える頻度が高いとされています．
かかりつけ歯科医としては対応が難しい疾患です．おおまかな説明にとどめ，専門医を紹介することが大切です．

■ 下顎の異常運動には，顎の偏位や開口障害があります．顎のひっかかりや痛みのため自然な顎運動ができなかったり，以前開口できた範囲まで開口できない状態です．

■ 近年，TCH（tooth contacting habit）という言葉を目にすることが多くなりました．TCHとは，無意識に上下の歯を接触させる癖のことです．顎関節症を引き起こす可能性が指摘されており，パソコンやテレビを見る際に起こりやすいと考えられています．若年者の顎関節症との関連も考慮して，本稿のNoteで取り上げました（p.146「Note」参照）．

顎関節の雑音

若年者の顎関節雑音の頻度は，約10％といわれています．顎関節に異常が起きたとき，その初発症状には雑音の発生頻度が高いのですが，小児や若年者の場合は，自分の病態を意識することが少ないために，発現時期などの実態は明らかにされていません．

1. 診断

雑音の種類
1) クリック：前方転位した関節円板が復位するときに生じる音（図1）．
2) クレピタス：表面が粗になった下顎頭が擦れ合う音．
若年者に認められる雑音のほとんどはクリックです．

2. 処置と対応

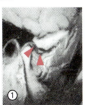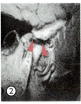

図1 顎関節部の MRI 画像
両方の関節円板が関節頭に復位する際にクリック音が発生する
①：閉口時，②：開口時．矢印は関節円板

（提供：鹿児島大学小児歯科）

この段階の問題は，自然治癒する可能性が高いので積極的な治療は控えるべきでしょう．明らかに悪い咬み合わせの原因になっている歯があれば治療をします．顎関節や咀嚼筋の安静を図るため，意識的に音を出すような顎の運動を避けるように指導します．

雑音だけでなく，激しい痛みを伴うときは，かかりつけ歯科医の領域外です．専門医へ紹介しましょう．

3. 説明の仕方

雑音のほとんどは自然に消失するか，または，そのままの状態で継続し，病態が進行することはあまりありません．初期の段階では，本人に，気にしすぎることのないように説明します．しかし，硬いものを一気に咬んで痛みが出たときは，無理のないよう指示します．

4. 予後の見方

かかりつけ歯科医による長期管理のもと経過観察します．何かをきっかけに痛みが出て開口障害が発生したときは，安静を指示して来院させます．

● 下顎の異常運動

1. 処置と対応

かかりつけ歯科医としては，症状の重さを診断し，必要に応じて小児歯科，矯正歯科，口腔外科などを紹介します（図2, 3）.

①不正咬合が原因の顎偏位
　矯正治療を行います．

②開口障害
1) 顎関節に疼痛がある場合：疼痛の軽減に努める（次頁参照）.
2) 顎関節の疼痛が軽減した場合：開口量を増大させる訓練，開閉口運動をスムーズに行う訓練を行う（図4）.

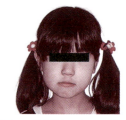

図2　顎偏位によって生じた8歳8か月女児の左右非対象な顔面
（提供：鹿児島市・故能美好彦先生）

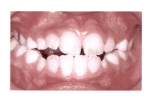

図3　図2の女児の口腔内写真

明確な考えもなく，"経過を見ていればそのうち何とかなる"といった無責任さは，あとあと大きな問題になります．経験のない処置は基本的には避けて，専門医を紹介します．しかし，何もしなくても症状が消えるのも顎関節異常の特徴です．
　開口量の計測と記録を忘れないように行いましょう（図5）.

2. 説明の仕方

顎の偏位を放置していると，顎や顔面の変形をきたす恐れがありますので，よく説明する必要があります．開口障害は顎関節の疼痛と同様，self-limiting な（放置していても自然治癒する）症状と考えられています．歯科医院での処置は症状を緩和していくこと，家庭では本人ができるだけ痛みや開口障害が出ないように自己管理することで経過をみていくことを説明します．

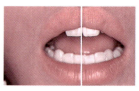

図4　開閉運動の練習
デンタルフロスを垂直に張り，下顎が正中からずれないで開閉運動ができるように練習する

3. 予後の見方

経過観察を行うのであれば，症状の変化を細かく記録します．痛み，偏位の方向，大きさ，開口の程度，顎関節の状態などです．再発の可能性があること，それはいつ生じるか予測が困難なことも告げ，かかりつけ歯科医の長期管理のもとで観察します．

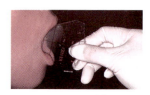

図5　開口量の測定
開口度計を患者さんに渡して自宅でも測定してもらう

● 顎関節の疼痛

1．処置と対応

顎関節部の疼痛が強ければ，その症状の緩和がおもな治療になります．
1) 温熱療法：温かいタオルを顎関節部に置きます（家庭でも簡単にできます）．
2) 理学療法：スプリントを使用します（顎関節へのストレスが減少し，炎症が消退，図6）．
3) 薬物療法：消炎鎮痛剤の投与を行います．

一般的な処置は，対症療法としての安静，湿布，投薬，食事のとき硬いものを噛まないなどの注意です．症状を見ながら専門医へ相談します．しかし，いつのまにか痛みが緩解し，専門医へ行く機会をなくすこともあります．専門医では，近赤外線による温熱療法（図7）や低周波療法（図8）を行います．咬合機能によって顆頭が後方に押し込まれ，関節円板が前方転位する症例は，アングルⅡ級の場合に多いようです．咬合関係にも注意しましょう．

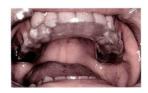

図6　ミシガン・スプリント
（提供：鹿児島市・奥　猛志先生）

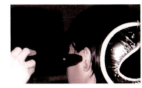

図7　近赤外線療法
（顎関節部を暖める）

2．説明の仕方

顎関節部の疼痛は，緩解と再燃を繰り返します．一度疼痛がなくなっても，また症状が出てくる場合があります．しかし，顎関節の病態が進行していくことはあまりありません．症状が再発しても，セルフケアや理学療法などの保存療法で対応します．腰痛や肩こりと同様，長期的に付き合う病気であることを認識してもらいましょう．一方で，難治性になったり，痛みはなくなっても他の症状が残ることがあることも説明します．

咬合完成後も症状がひどいようであれば，矯正治療が必要となる可能性の高いことも説明しておきましょう．

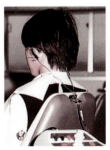

図8　低周波療法
（咀嚼筋のマッサージ）

3．予後の見方

疼痛の程度を必ず記録しましょう．開口量の計測も参考になると思います．対症療法によって症状が消退しない場合は，専門医に紹介しましょう．

● 顎関節の脱臼

　顎関節の脱臼は外傷，あくび，爆笑や号泣，歯科診療，気管内挿管など過度の開口が原因で，下顎頭が側頭骨の下顎窩より脱出転位を起こし，正常位に復位しない状態をいいます．解剖学的に，小児の顎関節脱臼は起こりやすいとの指摘もありますが，臨床的には，きわめてまれな疾患です．
　症状は，顔面上下径の延長，耳珠前方の陥没，頬骨部の下顎頭による膨隆，疼痛，開口などで，X線写真などを見れば比較的容易に診断がつきます．

1．処置と対応

　対応に慣れた歯科医であれば，そう難しくはありませんが，経験がなければ，早急に二次的歯科医療機関を紹介します．整復，固定，安静が治療の基本です．

整復法
1) Hippocrates（ヒポクラテス）法：患者さんの前方から行う．
2) Borchers（ボルヘルシ）法：患者さんの後方から行う．

　まず，下顎臼歯部後方に親指を置いて下顎をしっかり把持します．そして，患者さんの下顎を下後方へ押し下げて片方ずつ整復します．整復がうまくいっても，術者の手はすぐに離さず閉口させたままにします．術者の手を離した直後に再脱臼が起こりやすいからです．整復後はタオルや絆創膏で下顎を固定して，X線写真で復位を確認できたら処置を終了します．
　痛みや号泣のために整復がうまくいかない場合は，短時間の全身麻酔下での処置が必要となるため，専門医を紹介します．無理に入れようとすると，関節頭を骨折させることがあるため，乱暴に操作を行わないようにします．顎関節とその周辺の解剖学的知識を理解して対応します．

2．説明の仕方

　術後2～3日から1週間の開口制限を指示します．その間，患者さんは流動食を食べてもらいます．2～3日から1週間後に固定を外して患者さんに開閉口運動をさせ，再脱臼がないことを確認して治療を終了します．

3．予後の見方

　まれに習慣性となることがあります．

Note
TCHに注意！

　上下の歯はリラックス時に1～3mmの安静空隙があり，接触するのは1日平均20分以下とされています．ところが，何かに集中しているときや緊張状態が続くと上下の歯がわずかに接触する癖が顎関節治療を受ける患者さんに多く認められたことから，TCH (tooth contacting habit) が提唱されました．TVやパソコン，スマートフォンが原因の場合が多いと考えられ，小児の場合は頷いた状態でゲーム機の操作に集中することも，上下の歯の接触の機会を増やす可能性があります（図9）．
　TCHは顎関節症だけでなく，歯根膜への継続した圧迫による歯の知覚過敏，咬合痛，歯周疾患などにもつながっていく恐れがあります

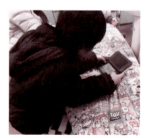

図9　TCHが起こりやすい姿勢

患者さんからの質問に対する回答の例

❶ 学校健診で顎関節異常を指摘されました．どこで診てもらえばよいでしょうか？

顎関節異常は雑音，開口障害，疼痛が代表的な症状とされています．とりあえず近くのかかりつけ歯科医で診てもらってください．状態によっては専門医を紹介してもらえると思います．

❷ 顎関節の亜脱臼と言われました．痛みがありますが，冷やすべきでしょうか？

脱臼とは，顎が外れた状態で，顎が開いたまま下顎の関節が前方にずれて，閉じられなくなった状態です．亜脱臼であれば，できるだけ顎を動かさないように安静にしてください．痛みがあったり腫れたりしている場合は冷やしたほうがよいでしょう．

❸ 口を開けるとき，ひっかかる感じがします．痛みはありませんが診てもらうべきでしょうか？

日常生活に支障がないようでしたら，様子をみてかまわないと思います．顎関節の異常は，自然に消失する場合も少なくありません．どうしても気になったり，痛みが出るようであれば，かかりつけ歯科医に相談してください．

❹ 頬づえは顎関節に悪いのですか？

顎関節に何ら症状のない人が頬づえをしても，別段支障ないと思いますが，痛みや運動障害のある人にとっては，顎関節に無理な負担がかかるかもしれません．できれば控えたほうがよいでしょう．頬づえが習慣になっている場合，顎関節の症状よりむしろ，顎の偏位や変形，歯列不正を引き起こす場合があります．

❺ 朝，突然口が開かず，開けようとすると耳の前方が重苦しく痛みます．どうしたらよいでしょうか？

家庭では，できるだけ口を開かないようにして顎関節を安静にします．そして，自分で少しずつ口を開ける練習をします．痛みがあったり腫れている場合（急性期）は冷湿布をし，症状が落ち着いたら（慢性期）温湿布を行います．いったん症状が落ち着いても繰り返す場合や，逆に症状がひどくなるようであれば，かかりつけ歯科医に相談してください．

旭爪伸二（わかば小児歯科）

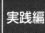

07 歯の萌出異常への対応

- 乳歯列から永久歯列へと交換する小児の口腔内は，乳歯が動揺して脱落し，その後，後継永久歯が萌出しますが，まれに年齢相応に萌出がみられない場合もあります．萌出する年齢は個人差もあることから，つい見逃してしまうこともあるので，注意が必要です．

- 前歯ならば子ども自身が乳歯の動揺に気づき，脱落から後継永久歯の萌出がわかるのですが，第一大臼歯は，第二乳臼歯の後方に萌出してくるので，子どもだけでなく，保護者も子どもの口腔内をしっかり観察していないかぎり見過ごしてしまう場合があります．

- 第一大臼歯が萌出開始する年齢になったら相当する部位を注視して，いずれかの歯が萌出を開始したら反対側や対顎も確認するようにしましょう．下顎の萌出が先である場合が多いですが，上顎の第一大臼歯から萌出が開始されることもあります．気づきにくく歯磨きがしにくい部位ですから口腔清掃指導が必要です．

- 前歯でも臼歯でも，左右，上下で萌出の状況に差がある場合はいくつかの原因が考えられます．「歯の発育不全（遅延）」によって萌出まで時間がかかる場合，「過剰歯（特に埋伏）や歯牙腫など」によって萌出が阻害されている場合，そして「異所萌出」により萌出するまでに時間がかかる場合などがあります．また，早すぎる第二乳臼歯の動揺によってはじめて異所萌出に気づく場合もあります．
  そのような場合は，X線写真撮影が必須であり，処置と対応の検討が大切でしょう．

発育不全（遅延）

1．処置と対応

6歳以降で第一大臼歯の萌出が開始されたら，そのほかの相当する部位も確認していきます．上顎と下顎，または左右で萌出に差がある場合はパノラマX線写真撮影を行い，妨げている原因（歯牙腫や囊胞など）がなければ，歯の発育状況を確認します．

経過観察を行う場合もありますが，歯根がほぼ形成されている症例では開窓術の検討が必要です．また，その場合は，後に牽引・誘導する可能性も考慮して，咬合面には矯正用ボタンなど装着しておくと安心です（**図1**）．

前歯ならばX線写真撮影を行い，妨げているもの（過剰歯など）がなければ，歯根の形成状態を確認して，萌出までの状況を予測します．前歯の場合は歯肉の膨隆（**図2**）に注視していきます．歯冠切縁部が触れるようになると萌出までそれほど時間はかかりませんが，X線写真からも歯根形成がかなり進行しているものの，まだ歯肉が硬い，厚い場合などは，開窓術の検討も必要です．

2．臨床上の注意点

第一大臼歯は「6歳臼歯」ともいわれているので，6歳ごろになったら萌出すると思いがちですが，萌出が遅れる場合もあるためすべての第一大臼歯が萌出するまで確認することが必要です．萌出後に予防も兼ねて毎月受診してもらうようにすると，まだ萌出していない第一大臼歯の確認もできると同時に，齲蝕予防のための口腔衛生指導や必要に応じた予防処置なども行うことができます．

前歯の場合は，歯肉の膨隆に注視していきますが，開窓術を行うことでスムーズに萌出してくる場合が多いです．開窓術の際，歯肉線維が硬いことが多いのでしっかり切除を行うことも必要でしょう．

3．説明の仕方

発育不全のため，第一大臼歯が9歳ごろにやっと萌出してくる場合もあります．第一大臼歯を「6歳臼歯」，第二大臼歯を「12歳臼歯」と呼ぶことから，このような第一大臼歯を6歳と12歳の間の「9歳臼歯」と呼ぶことがあります（**図3，4**）．保護者には発育状況の確認のため経過観察が大切であること，パノラマX線写真撮影の必要性も説明します．前歯では萌出してからしばらくは左右差があること，必要時には牽引・誘導する場合もあることを説明しておきます．

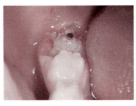

図1　矯正用ボタン
8歳2か月，女児．下顎右側第一大臼歯部に局所麻酔下で開窓術を行った．歯肉はかなり硬く厚かったため，牽引する可能性も考え，矯正用ボタンを装着

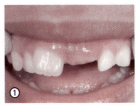

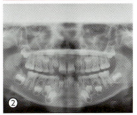

図2　前歯部歯肉の膨隆
①7歳8か月，男児．やっと歯肉が膨隆してきて歯冠切縁部が触れる状態
②その後順調に萌出して高径に左右差はない

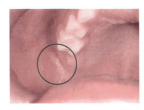

図3　第一大臼歯の萌出遅延1
7歳2か月，男児．ほか3部位は萌出しているが，上顎右側第一大臼歯は歯肉も膨隆していない

実践編

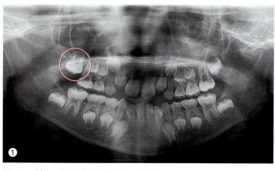
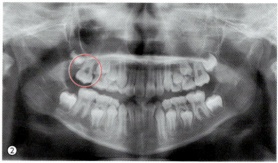

図4　第一大臼歯の萌出遅延2
①7歳7か月，女児．上顎右側大臼歯部の発育不全（遅延）がある
②9歳4か月．上顎右側第一大臼歯が萌出

Hint　X線写真と口腔内写真の撮影について

　X線写真撮影だけでなく，口腔内の写真撮影もしておくと経過を比較するときに役立ちます．特に第一大臼歯の発育不全は，隣在する第二大臼歯の発育状況にも注目すると，左右差あるいは上下差が把握でき，説明のときに役立ちます．

　また，頻度は少ないですが，乳臼歯の発育不全による萌出異常もみられるので，どこか1部位のみ萌出が遅く，歯肉も膨隆してこない場合などは，子どもの協力性がよければ，X線写真撮影を行います．先天欠如，歯牙腫などの問題点がなければ開窓術を検討します．

● 埋伏過剰歯

1．処置と対応

　埋伏過剰歯は特に上顎前歯部に多く見られます．低年齢児では，外傷や齲蝕などでX線写真撮影を行わなければ埋伏過剰歯に気づかない場合もあります．5〜6歳以降で乳前歯が動揺，脱落してから永久前歯がなかなか萌出してこない場合は，必ずX線写真を撮影します．

　埋伏過剰歯があった場合，永久前歯の萌出を妨げる位置にあるならば，早急に摘出時期を検討します．口蓋側に位置しており，永久前歯の萌出を妨げていない場合は，永久前歯の歯根の形成に支障がない状況になったと判断できるころに埋伏過剰歯の摘出を行います．

2．臨床上の注意点

　X線写真撮影を行い，埋伏過剰歯があった場合，「順生」なのか「逆生」なのかを確認します．もし順生ならば萌出してくる可能性もあるので経過を追っていき，適した時期（永久前歯の歯根形成に支障がない時期）に摘出します（図5）．逆生の場合は嚢胞化や上方への移動がないかを確認し

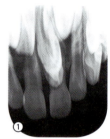
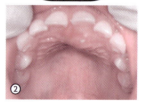
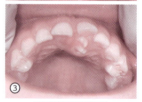

図5　順生過剰歯
①5歳10か月，女児．|A がすこし動揺してきたので，確認するためX線写真を撮影．順生過剰歯を確認した
②6歳1か月．順生過剰歯が萌出開始
③6歳3か月．順生過剰歯がさらに萌出した
④その後摘出した過剰歯

ていきます．摘出する場合は位置を十分に確認して，鼻腔に近いなどの場合は，CT撮影も考慮しなければなりませんので，口腔外科への依頼を検討します（図6）．

3. 説明の仕方

順生の場合は，萌出してくる可能性を説明して，定期的にX線写真撮影を行います．また，口蓋側に膨隆を示したら印象採得を行い，口腔内模型にて説明するとよりわかりやすいでしょう．逆生の場合は，位置を確認するためにX線写真撮影が必要なこと，近接する永久前歯の発育を妨げないようにするため，摘出の時期を検討する必要があることを説明します．また，子どもの場合は協力性も重要ですので，外科処置となる摘出処置に耐えられるかも，保護者と十分に検討します．心配な場合は口腔外科への依頼や全身麻酔下での処置を検討します．

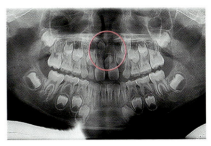

図6　鼻腔に近い場所に埋伏した過剰歯
6歳11か月，男児．逆生埋伏過剰歯が2歯あることがわかる．1歯がかなり鼻腔に近いことが示唆され，大学病院の口腔外科にCT撮影を依頼．想像以上に鼻腔に近かった．浅めにある埋伏過剰歯のみ摘出

> **Hint　X線写真撮影の必要性**
>
> 埋伏過剰歯の好発部位は上顎正中部で，それ以外では小臼歯部にも認められます．正中部の過剰歯は60〜80%が埋伏過剰歯で，順生が約50%，逆生が約30〜40%と言われています．水平埋伏も10%はあるので，X線写真による診断は必須でしょう．

● 第一大臼歯の異所萌出

1. 処置と対応

異所萌出は第一大臼歯，下顎側切歯，上顎犬歯に多く認められます．パノラマX線写真から単なる発育不全ではなく，方向や位置がおかしいと確認できたら，異所萌出を疑います．特に第一大臼歯の異所萌出が原因で，第二乳臼歯の歯根が吸収されてきた場合は，その状態をX線写真撮影を行い確認します．第二乳臼歯の保存が可能な場合は，第一大臼歯の萌出方向や状況に応じて第二乳臼歯の遠心の隣接面削除（Disking）や，第一大臼歯と第二乳臼歯間に矯正用のセパレーションモジュール（Separation Module）などを挿入して，第一大臼歯の萌出を誘導するようにします（図7）．また，第一大臼歯の萌出方向が近心寄りで隣在する第二乳臼歯の歯根吸収が明らかな場合は，積極的に矯正治療を検討することなどが必要です．

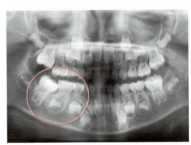
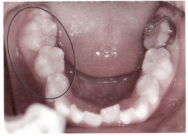

図7　6歳，女児．下顎右側第一大臼歯の異所萌出
矯正用セパレーションモジュールを挿入．2か月後，問題なく萌出した

2. 臨床上の注意点

第一大臼歯の萌出方向が近心寄りになっている場合は，隣在する第二乳臼歯の遠心根が吸収してくる場合が多いので，状況を確認したら見逃さず対処を検討します．第一大臼歯の異所萌出は，骨内萌出中に近心に傾斜し，第二乳臼歯の遠心根を吸収し，その吸収窩に入りこんだ状態を示します．その後，自然に遠心方向へと萌出方向を変えて本来の位置に萌出する「ジャンプ型（Jump Type）」（図8）と，そのまま吸収窩に留まり，さらに吸収を進行させる「ホールド型（Hold Type）」（図9）がありますので，注意深い経過観察が必要です．

3. 説明の仕方

異所萌出が早期に発見された場合には，第二乳臼歯の遠心根を吸収しながらも第一大臼歯は萌出する可能性が高いことを説明します．また，その方向は近心寄りになるので，第一大臼歯の萌出誘導をする場合もあり，その後の側方歯が交換していく際に歯列不正などが起こるか否かを注意して観察する必要があることも伝えます．すでに第二乳臼歯の歯根吸収が進行している場合は，早期に第二乳臼歯に動揺が出現し，脱落する可能性もあることを説明します．またそのような場合は保隙装置の必要性，または積極的に第一大臼歯を遠心へ誘導するような矯正治療の必要性や第二乳臼歯の抜歯もあり得ることを説明します．

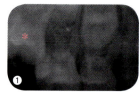
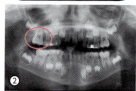
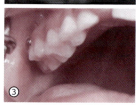

図8 ジャンプ型（Jump Type）
①6歳3か月，男児．上顎右側第一大臼歯（＊）の異所萌出
②③6歳11か月．隣在する第二乳臼歯の遠心根を吸収するも何とか本来の位置に萌出した

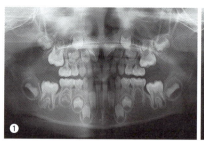
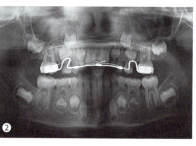

図9 ホールド型（Hold Type）
①6歳，男児．入学前に後継永久歯の確認のためにパノラマX線写真撮影を行い，上顎第一大臼歯の異所萌出が判明した．その他の部位に歯列不正が予測されたため，矯正治療を開始
②1年3か月後（7歳3か月）．矯正治療に前向きに取り組んでいる．側方歯の萌出スペースを保持するように誘導されている

Hint: 異所萌出の好発部位

異所萌出の好発部位は，第一大臼歯，犬歯，切歯で，下顎よりも上顎に多く認められます．そのためにもパノラマX線写真撮影が必要でしょう．

Note: 異所萌出

「萌出過程にある永久歯が，隣接する乳歯または永久歯の歯根の一部もしくは全部の吸収の原因となる萌出経路の異常．本来あるべき萌出方向や位置とは異なる状態で歯が萌出しようとすること」と定義されています．

藤岡万里（あびこクリニック歯科）

実践編

08 歯列・咬合異常における早期治療の実際

■ 現在，私たちが直面している小児歯科的な問題の中心は，すでに齲蝕予防から口腔習癖や歯列・咬合を含めた口腔機能や形態の管理へとシフトしており，早期治療によって機能的かつ審美的で安定した永久歯列咬合に導くことは，口腔管理の成功への鍵となります．

■ すべての小児にかかわる歯科医は，包括的かつ継続的な口腔管理をとおして，小児の顎顔面の成長変化を慎重に観察しながら，歯列・咬合に問題があれば早期にスクリーニングし，適切な時期に適切な介入（早期治療）を行う必要があります．また，必要に応じて専門医と連携しつつ，歯科的な諸問題による合併症のリスクを最小化することが重要です．

■ 一般に，あらゆる医療行為はゴールまでの見通しを立てて開始すべきですが，早期治療のゴールは遠く，見通しも立ちにくいため，継続的な経過観察を含め慎重な判断の下で始められなければなりません．**早期治療を行う基本姿勢として，十分な検査に基づく分析から診断を行い，治療の難易度を把握したうえで必要に応じて専門医との連携も含め，最終的な永久歯列咬合の完成まで管理責任をもつことが求められます．**

■ 現在いわれている早期治療に関するさまざまなエビデンスや否定的な見解を日常臨床のなかでどのように扱うかは意見の分かれるところではありますが，これらの情報を知らずに早期治療を実践することはもはや許されない時代になったといえるかもしれません．

※本編を読まれる前に，基礎編Ⅱ　診療の流れ「07 歯列・咬合異常を"診る"ための基本」（p.47〜）をご参照ください．

● かかりつけ歯科医に求められる治療とは

1. はじめに装置ありきではない

　歯列・咬合異常の早期治療で用いられる装置には，家庭で取り外しができる装置（可撤式装置）と診療室でしか取り外しができない装置（固定式装置）に大別でき，多くの種類があります（図1）．それぞれにメリットとデメリットがあり，患者さんの口腔内外の状況や協力度などを総合的に判断し，検査・分析・診断を経たうえで選択されなければなりません．

　しかしながら，歯科医のなかには，「はじめに装置ありき」という状態に陥ってしまい特定の装置を十分な診査もせずに多くの患者に用いていることがあります．これは，医師が患者さんの診察をする前から処方薬を決めていることと同じであり，医療行為としてあまりに危険なことといえるでしょう．

> **Note**
> **オーダーメイド医療としての治療装置**
> 　治療装置は個々の患者さんの不正要因に正確にアプローチすることを目的に製作されるべきもので，必要に応じて細かな設計の変更がなされることもあります．つまり，早期治療は"オーダーメイド医療"であるともいえます．

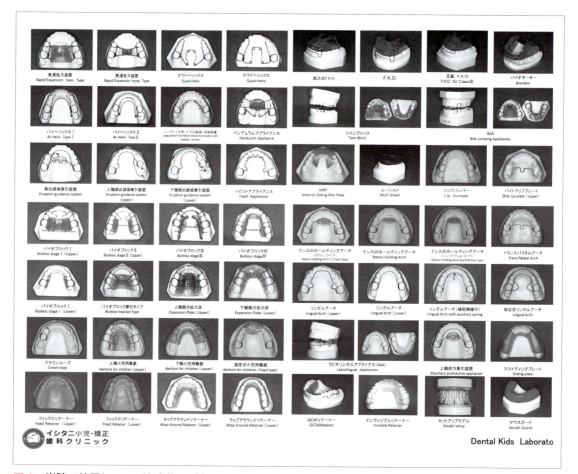

図1　当院で使用している治療装置（当院技工所のカタログより一部抜粋）

図2 筆者が考えるかかりつけ歯科医に求められる早期治療スキルアップモデル

2. どこまで対応するのかを明確にする

かかりつけ歯科医は歯列・咬合異常を早期に発見できるという点で重要な役割を任っています。早期治療は、かかりつけ歯科医が行うことができる医療行為ですが、実際には矯正専門医への紹介が必要なケースもままあり、対応可能な症例は限定されることになります。したがって、かかりつけ歯科医自身が個々の臨床対応能力を正確に把握し、"どこまで対応するのか"を明確にしておくことが重要です。

図2は筆者が考えるかかりつけ歯科医に求められる早期治療のスキルアップモデルを示したものです。もっとも基本的な項目は、セファロ分析を取り入れた検査・分析・診断ができることであると考えています。これらを正確に行うことによって、治療前にさまざまなリスクについても明らかにすることができ、介入の時期、程度、期間、さらには専門医との連携や紹介までのロードマップを描くことができるのです。また、各種の可撤式・固定式装置を使用できるスキルがあっても、マルチブラケット装置による治療スキルがない場合、混合歯列期以降の治療において対応不可能な症例が出てきてしまいますので、治療開始前に症例を十分に見極め、専門医との連携も含めた詳細な治療プランを立てておく必要があります。

Note
かかりつけ歯科医も専門医と同じ治療結果を求められる！

早期治療に限らず、すべての患者およびその保護者は、当然のことながら"ベストな治療"を希望しています。したがって、かかりつけ歯科医であっても、専門医と同じ治療結果が求められることを念頭において治療を開始しなければなりません。

● 乳歯列期における対応

1. 乳歯列期における反対咬合と臼歯部交叉咬合の治療

乳歯列期における反対咬合と臼歯部交叉咬合は、できるだけ早期に被蓋を改善し、正しい形態を与え、正しい機能を営ませることで好ましい顎顔面の発育を促進させることが重要です。

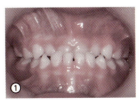
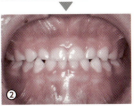

図3 機能性反対咬合の治療（4歳、女児）
①治療前、②治療後

図3の症例のように機能性の反対咬合の治療では，舌側に傾斜した上顎前歯を唇側に傾斜させることによって被蓋改善を図る場合，固定式装置のリンガルアーチ（図4）がよく用いられます．また，咬合挙上させて咬合干渉を取り除き，さらに舌位も挙上させることによって舌側傾斜した上顎前歯を唇側に傾斜させる可撤式装置のムーシールド（図5）やそのほかの類似の既製のマウスピース式装置は，低年齢児でも使用しやすく，多く用いられています．しかし，骨格性の反対咬合ではこれらの装置では十分な改善は期待できず，上顎前方劣成長に対しては上顎前方牽引装置（図12参照）が適応されることもあり，混合歯列期以降も治療が継続することがあります．

交叉咬合の治療では，上顎歯列弓を側方拡大させることによって改善を図る場合，固定式装置のクワドヘリックス（図6-②）や可撤式床拡大装置（図7）が用いられます．

2. 乳歯列期における叢生の治療

乳歯列期の叢生（図8）は，おもに発育空隙の不足によるものですが，咬合異常がないにもかかわらず，この時期から積極的に歯列弓の側方拡大を行うことはあまりお勧めできません．その理由は"治療の見通しがつきにくく長期化する"ためです．

たとえば，乳歯列期から混合歯列期における叢生治療によって，4切歯の排列までは達成できたとしても，犬歯の萌出スペースが不足して永久歯列期の治療（小臼歯抜歯症例を含む）が必要となることが少なからずあり，その可能性を乳歯列期の段階で判断することは非常に困難です．そのため，乳歯列期からの叢生治療は，長期化によって患者さんと家族への負担が大きくなるリスクを理解したうえで慎重に判断されなくてはなりません．

3. 乳歯列期における上顎前突，開咬の治療

乳歯列期における上顎前突や開咬については，指しゃぶり等の口腔習癖に起因することが多いことから，治療を第一選択とせず，習癖指導を中心に行うことをお勧めしています．しかし，習癖指導によって改善が期待できない重度の症例については，口腔周囲筋のトレーニング装置の併用や，可及的短期間の治療によって正しい成長軌道にのせ，その後は習癖指導などを継続すべきであると考えています．

● 混合歯列期における対応

1. 混合歯列期における叢生の治療

混合歯列期における叢生の治療では，上下顎4切歯の排列スペースの確

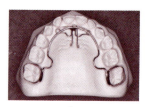

図4 リンガルアーチ
第一大臼歯にバンドを装着したもの

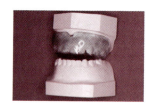

図5 ムーシールド
写真は院内技工で製作されたもの

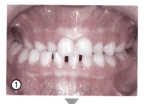

①
②
③

図6 クワドヘリックスを用いた乳歯列期の交叉咬合の治療（4歳，男児）
①治療前，②クワドヘリックス装着時，③交叉咬合改善時

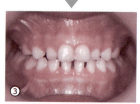

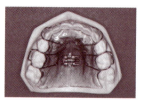

図7 上顎用の可撤式床拡大装置

保が中心であり，不足したスペースを確保するために歯列弓（あるいは顎骨）の側方拡大がおもに行われます．側方拡大において，上下顎で用いられる可撤式床拡大装置（**図7**）のほか，固定式装置として上顎ではクワドヘリックス（**図6**-②），急速拡大装置（**図12**-①），下顎ではバイヘリックス（**図9**-②）などが用いられます．

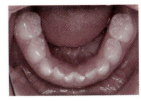

図8 下顎乳切歯部にみられる叢生（3歳，女児）

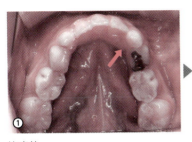
① 治療前

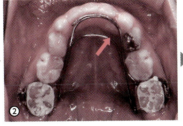
② バイヘリックス装着時

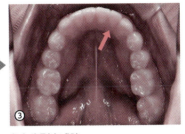
③ 永久歯列完成時

図9 バイヘリックスを用いた混合歯列期の叢生の治療（7歳，男児）
矢印（→）は舌側より萌出してきた側切歯

Hint 側方拡大の限界

歯列弓における側方拡大の効果は個人差が大きいといえます．また，側方拡大による犬歯の排列スペースの確保は難しく，特に下顎においては，後戻りが認められることが多いため，無理な側方拡大は行うべきではありません．

2. 混合歯列期における上顎前突の治療

　習癖指導を中心に行う乳歯列期の上顎前突とは異なり，混合歯列期では，上顎切歯が永久歯に交換し，外傷のリスクの増大が懸念される場合，早期治療が検討されることになります．

　学校歯科健診における咬合判定で「2（要精検）」となる上顎前突は，オーバジェット7～8mm以上ですが（p.48参照），その成り立ちは歯性・歯槽性，骨格性とさまざまです．たとえば，「上顎切歯が唇側に傾斜している」「下顎が遠心位に咬合している」「上顎骨が前後的に大きい」「下顎骨が前後的に小さい」などであり，正確な検査・分析・診断が求められます．

　混合歯列期の上顎前突の治療においては，可撤式の機能的顎矯正装置がよく用いられます．そのなかでFKOは，おもに下顎の前方成長を促進し，同時に上顎の前方成長を抑制する効果が期待できます．FKOの使用時間は睡眠時間を含め，1日あたり約12～14時間とし，就寝前に15分程度の嚙みしめ訓練を装置を入れた状態で行うよう指導します．

　図10は上顎切歯が唇側に傾斜し，下顎が遠心位に咬合し，下顎骨が前後的に小さい混合歯列期の上顎前突の症例ですが，FKOの使用によって

実践編

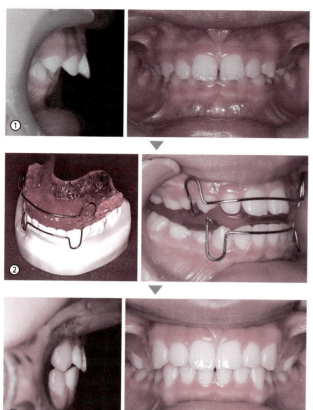

図10 FKOを用いた混合歯列期の上顎前突の治療（8歳，男児）
①治療前，②FKOおよびFKO装着時
③治療終了時

オーバジェットとオーバーバイトの望ましい改善がみられました．

　しかしながら，FKOがあらゆる混合歯列期の上顎前突の治療に有効というわけではありません．上顎骨が前後的に大きい場合や，顔面骨格が垂直的に大きな症例で用いることは，状況をより悪化させる可能性があります．これらの症例の多くは，永久歯列期において，全顎的なマルチブラケット装置による治療だけでなく，小臼歯抜歯が必要となることが多いため，混合歯列期においては必要に応じた習癖指導程度の介入にとどめるべきといえます．

3. 混合歯列期における反対咬合の治療

　反対咬合は前歯部の歯軸傾斜が主な原因である機能性反対咬合，上顎の劣成長や下顎の過成長などが主な原因である骨格性反対咬合に分けられます．機能性反対咬合では，リンガルアーチ（図4）やムーシールド（図5），反対咬合（Ⅲ級）用FKO（図11）などを用いることもあります．前述の上顎前突と同様に，その成り立ちはさまざまであり，正確な検査・分析・診断が求められます．たとえば，構成咬合位がとれるだけで骨格性ではなく機能性反対咬合であると診断してしまうことは，「診査不十分」といわざるを得ません．

Note
上顎前突の早期治療への否定的見解

　上顎前突の早期治療において，海外の学術論文を中心に否定的な見解が示されるようになりました．世界最大規模の医療情報評価機関であるコクラン共同計画においても，「早期治療が効果的とはいえない」との見解が示されており，日本においてもその意義が問われています．

混合歯列期の反対咬合も乳歯列期と同様，早期の被蓋改善が求められますが，骨格性反対咬合では，被蓋改善後も長期間の管理が必要となります．上顎前方牽引装置は上顎骨の前方への劣成長がみられる混合歯列期の骨格性反対咬合によく用いられます（図12）．本装置は，フェイスマスクと上顎装置からなり，双方のフックに牽引用のゴムをかけ，睡眠時間を含め，1日あたり約12〜14時間使用してもらいます．図12のように，骨格性の問題がある場合は，下顎の成長に注意を払いながら，治療期間だけでなく，保定期間も含め，身長・体重の計測と，手根骨のX線写真（図13）による骨成熟度の評価を行い，成長が終了するまで経過観察を行うことになります．

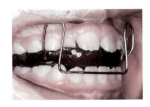

図11　反対咬合（Ⅲ級）用 FKO

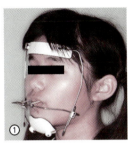
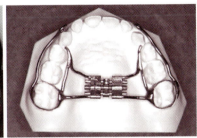
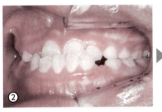
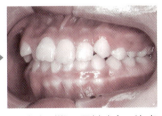

図12　上顎前方牽引装置を用いた混合歯列期の反対咬合の治療（8歳，女児）
①フェイスマスクと牽引フックが付与された急速拡大装置，②治療前後の口腔内写真

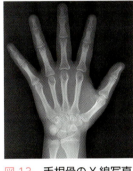

図13　手根骨のX線写真

> **Hint**
> **手根骨のX線写真による骨成熟度の評価**
>
> 手の骨端核における化骨過程の時差を利用した骨成熟度の測定から骨年齢を評価する方法です．特に反対咬合の治療において，思春期の前段階からの下顎骨の成長量と時期を予測する参考資料となります．

● 永久歯列期における対応

1．咬合管理におけるターニングポイント

　小児期から行う咬合管理のゴールは一体どこに設定すればよいのでしょうか？
　乳歯列期の反対咬合が改善したときでしょうか？　あるいは，混合歯列

期の切歯部の叢生が改善したときでしょうか．それらは，いずれも1つの目標を達成したことにはなりますが，咬合管理のゴールとはいえません．

乳歯列期や混合歯列期からの治療であっても，いつまでも自分の歯で健康的で楽しい生活を送ってもらうための必要条件として，「機能的かつ審美的な永久歯列咬合を獲得すること」が咬合管理のゴールになると考えられます．

永久歯列期において叢生や上顎前突，反対咬合などの歯列・咬合異常がみられた場合には，おもにマルチブラケット装置を用いた治療が中心となり，小臼歯の抜歯等が必要となることもあります．さらに，骨格性の問題を抱えた症例においては，思春期以降のさらなる悪化も考えられます．永久歯列期における対応は非抜歯治療から抜歯治療，さらに外科的矯正治療に至るまでの判断が求められることになり，かかりつけ歯科医にとっては咬合管理のターニングポイントとなります．

2．2段階治療による非抜歯症例

図14は，上下顎の切歯部叢生の2段階治療症例です．混合歯列期における治療（Ⅰ期治療）では，切歯部の排列スペースを獲得するために，上

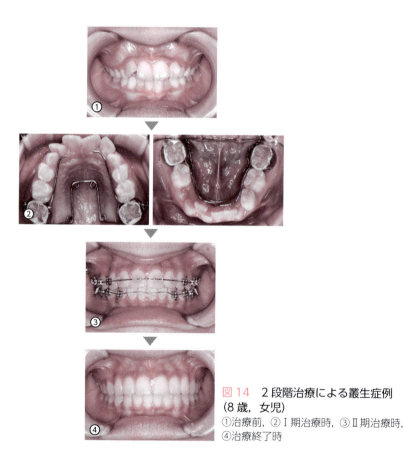

図14　2段階治療による叢生症例（8歳，女児）
①治療前，②Ⅰ期治療時，③Ⅱ期治療時，④治療終了時

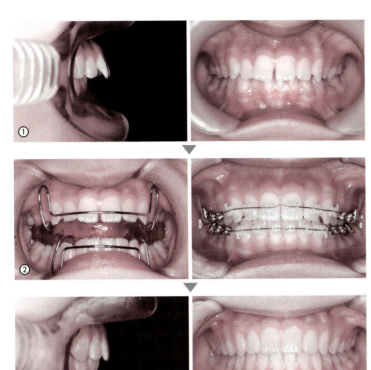

図15 2段階治療による上顎前突症例（9歳，女児）
①治療前
②Ⅰ期治療およびⅡ期治療時
③治療終了時

下顎歯列弓の側方拡大を行い，上顎にはクワドヘリックス，下顎にはバイヘリックスを装着しました．側方拡大後，永久歯列期における治療（Ⅱ期治療）では，マルチブラケット装置を装着し，歯列排列による叢生の改善を行い，結果的には非抜歯によって好ましい永久歯列咬合を獲得することができました．

図15は，上顎前突の2段階治療症例です．治療方針としては，Ⅰ期治療では，FKOを装着し，咬合挙上，下顎の前方成長促進，上顎前歯部の唇側傾斜した歯軸の改善を目指すことにしました．さらに，Ⅱ期治療についても検討し，抜歯，非抜歯の検討後，マルチブラケット装置を用いて，永久歯全体の排列を行うことにしました．これら2段階治療を計画的に行うことによって，最終的には非抜歯によって，好ましい永久歯列咬合を獲得することができました．

2．小臼歯抜歯症例

図16は，重度の叢生症例です．検査の結果，上下顎第一小臼歯の抜歯を行い，マルチブラケット装置による叢生の改善を行うこととし，最終的には目標とする好ましい永久歯列咬合を獲得することができました．本症例は，永久歯列期に入ってから本格矯正治療 (p.47〜基礎編Ⅱ 診療の流れ「07 歯列・咬合異常を"診る"ための基本」参照) のみを行っており，厳密には早期治

療とよべないかもしれませんが，小児期からの歯列・咬合異常においてよく行われる治療であるといえます．

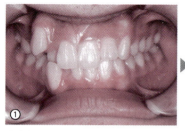 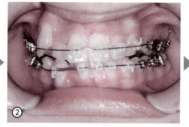 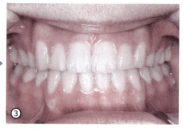

① 治療前　　　　　　　　　　② 治療時　　　　　　　　　　③ 治療終了時

図16　小臼歯抜歯症例（14歳，女子）

Hint：抜歯治療について

永久歯列期における治療において歯の排列スペースの確保や被蓋改善のために小臼歯などを抜歯することがあります．

抜歯の必要性や部位，時期を判断するためには，成長予測に基づいたセファロ分析，模型分析が必要となります．

かかりつけ歯科医にとって注意すべき症例とは

かかりつけ歯科医においても，臨床のスキルアップを図りながら，自院の患者さんに歯列・咬合異常がみられた場合には積極的に早期治療を行うべきだと考えられます．しかし，永久歯列期までの対応スキルが身についたとしても，治療のトラブルの原因となってしまう"注意すべき症例"が存在します．以下の症例については，無理に治療を開始せずに矯正歯科医をはじめとする専門医への紹介をお勧めします．

❶ 長期管理が難しい症例

早期治療に費やされる期間は数年に及ぶことも多いため，治療途中で患者さんが遠方に転出するようなことがあれば，治療トラブルの原因となります．転院による治療中断は極力避けるべきであり，治療前に転出等の可能性を把握することが重要となります．

❷ 萌出障害がみられる症例

早期治療を開始するしないにかかわらず，定期的なパノラマX線写真による検査により萌出障害の有無を確認しなくてはなりませんが，犬歯の萌出方向の問題や，埋伏歯・過剰歯などがあり自院で対応できなければ，ただちに専門医へ紹介しましょう．

❸ 骨格性の問題の大きな症例

反対咬合や開咬などで特に骨格性の問題が大きな症例では，将来，外科的矯正治療の適応となる可能性もあります．近親者に骨格的な問題や外科的矯正治療の既往がある場合はもちろんですが，将来の成長予測において先の見通せない早期治療は困難なものとなります．

❹ 永久歯の先天欠如がある症例

小児の10人に1人の割合で永久歯の先天欠如がみられるとの報告[1]があります．もし，デンタルX線写真で永久歯胚が確認できない，あるいは永久歯の萌出遅延がある場合は，7歳以降を目安にパノラマX線写真を撮影し，永久歯の先天欠如が見つかった場合は，早期治療も含め，専門医へ紹介しましょう．

❺ 歯根の状態に問題のある症例

外傷の既往や咬合性外傷がみられる上顎前歯などでは，早期治療によって歯根吸収などのリスクが増大するため，歯根の状態に問題のある症例は注意が必要です．

石谷徳人 (イシタニ小児・矯正歯科クリニック)

● 参考文献

1）山﨑要一，岩﨑智憲，早﨑治明ほか：日本人小児の永久歯先天欠如に関する疫学調査．小児歯誌，**48**（1）：29–39, 2010.

実践編

09 習癖への対応

■ 口腔の習癖の代表は指しゃぶりです．長期的な指しゃぶりは開咬を招き，舌突出癖につながるなど，悪循環となります．習癖の頻度と強さによって歯列への影響が異なります．指しゃぶりは，指を口にもっていく動作を伴いますので，習癖をみつけやすいのですが，舌癖などの口元だけの動きは，なかなかみつけにくいものです．

■ 舌の突出癖のように，常に舌が前方に突出した状態であると，前歯が開咬状態になりやすくなります．前歯に開咬があると口唇が閉じにくくなり，ものをのみ込むことがむずかしくなります．舌癖のある子どもは，口唇を閉じる代わりに，舌で前歯の隙間を閉鎖することで口腔内に陰圧をつくり，ものをのみ込みやすくします．その結果，舌癖で前歯が開咬状態になったのか，開咬状態が舌の突出癖を誘発したのかは，ほとんどの場合不明です．

■ 咬唇癖は，舌癖と同様に口元だけの動きであることから，指しゃぶりなどに比べて，注意が後手になりがちな習癖といえます．ほとんどの場合，下口唇を咬みます．指しゃぶりと同様に，口唇を咬むことで上顎前突になりやすい習癖です．

■ 近年，歯科医療機関への小児の口腔機能に関連する相談が増加傾向にあります．平成 30 年度の歯科診療報酬改定では，小児の口腔機能の問題を，「食べる機能」「話す機能」「その他（栄養や口呼吸など）」の 3 項目に分けて評価し，口腔機能発達不全症と認められた小児には観察・指導評価として「小児口腔機能管理加算」が認められました (p.178，179 参照)．

■ 口腔機能発達不全症のなかでも口唇閉鎖不全症は「お口ポカン」と表現され，話題として取り上げられることが多くなっています．口唇閉鎖不全は鼻疾患などの直接の原因がないにもかかわらず習慣化されている場合も少なくありません．また，口呼吸との関連性が高く，口呼吸の予備軍と考えられることから口呼吸症候群とみなす考えもあります．本稿では口唇閉鎖不全症における諸問題についても取り上げます．

指しゃぶりの魅力

1. 処置と対応

指しゃぶりは，口腔習癖のなかでも特に相談を受けやすい習癖です（**図1**）．3歳までには多くの子どもはやめますから，まずはほかに興味のある遊びなどに誘って自然にやめるのを待ちます．4歳になってやめなければ「赤ちゃんみたいだからやめようね」などと口頭で促し，4〜5歳までにやめるようアドバイスをしましょう．

歯列に影響が出てもやめられない場合は，習癖除去装置（**図2**）の使用を考慮することもあります．本人に意識させるのが望ましいので，指しゃぶりをした日はカレンダーに×印を，しなかった日は○印を自分で記入させるのも効果的です．○印がなくても叱る必要はありません．

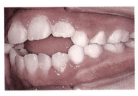

図1 指しゃぶりによる開咬（9歳8か月，男児）

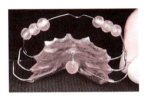

図2 習癖除去装置

2. 臨床上の注意

指を口に入れる分，オーバージェットが大きくなる傾向が認められますが，将来の歯列不正に対して，あまり神経質になる必要はありません．ほとんどの子どもは，永久歯が萌出する前にやめます．やめれば自然治癒することもあります．しかし，指しゃぶりが原因で，骨格性の上顎前突に移行する例もありますので，その場合は矯正専門医に紹介してください．

3. 説明の仕方

口腔習癖は，本人にとって良いことなのか悪いことなのか，解決がむずかしいテーマです．心理的に深い安らぎの得られる行為でもあり，小さなころの指しゃぶりや大きくなってからの爪嚙みなどは，注意してもなかなかやめられるものではありません．指サックや包帯などを使って無理にやめさせようとしても，なかなか習癖は止まりません．本人が自覚した時点から口頭での助言を始め，無理にやめさせないようにしましょう．

心理的なメリットもありますので，叱らないこと，無理にやめさせようとしないこと，あまり周囲が気にしないことをアドバイスします．

4. 予後の見方

乳歯列であれば，定期診査のなかで診ていきますが，永久前歯萌出後も継続している場合などは，月に1回，場合によっては週に1回程度来院してもらって様子を聞くことも，本人の習癖への抑制意識を高めます．

> **Note** 指しゃぶりへの対応
> 1. 心理的な問題や，精神発達，行動の広がりが関係することもあります．心理療法を取り入れている診療所へ紹介することもあります．
> 2. 指しゃぶりは，指が欲しくて指に依存しているタイプと，口が淋しいだけで，指でなくてもいいタイプがあります．子どもの発達を全体的に見て指導することが大切で，"指をしゃぶる"という行為だけをとらえないようにしてください．

● 舌癖・舌の突出癖

1. 処置と対応

　指しゃぶりと同様に自然にやめるのを待ちましょう．4歳前後になってもやめないときには，周囲の大人が気づいたときに注意して，本人に意識させるようにしましょう．口唇閉鎖不全が舌癖を誘発することも多いので口唇閉鎖へのアプローチも行うとよいでしょう．

　永久前歯が萌出する時期になってもやめないときには，鼻疾患の検査を検討します．アデノイドや口蓋扁桃の肥大，アレルギー性の鼻疾患などがあるために鼻呼吸をしにくい状況があると，舌癖や舌の突出が起きやすくなります．鼻疾患があればその治療を優先させますが，ない場合は，舌癖をなくす指導や口腔周囲筋のトレーニング（**図3**）が必要です．場合によっては，タングガードなどの装置を用いることも効果的です．前歯が開咬状態で舌の突出癖が強ければ，矯正治療も考慮します．

　乳歯列の場合は，口腔筋機能療法（MFT：myofunctional therapy）という，口腔周囲筋のトレーニングから始めるのがよいでしょう．口唇の力を付けるくらいの練習であれば，子どもでも喜んで実行してくれます．口腔筋機能療法には専門的知識が必要です．

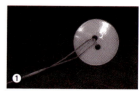
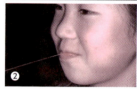

図3　口腔周囲筋のトレーニング
①ボタンに糸を通しただけの家庭で簡単にできる口唇トレーニング装置
②大きいボタンから徐々に小さいボタンに変えていくとよい

2. 臨床上の注意

　前歯の開咬と舌の突出癖を治療するために，口腔筋機能療法を優先するか，矯正治療から始めるか，あるいはそれらを組み合わせるかについては，患者さんの状態，または術者の考え方によりまちまちです．患者さんと相談のうえ，患者さんが納得できる方法で行いましょう．

3. 説明の仕方

　口腔筋機能療法は，本人や周囲の理解と協力が必要です．短期間で目に見えて効果が現れるものでもありませんので，地道に進めていくしかありません．患者さんの年齢が低ければ，あまり無理をせずに，できる範囲でトレーニングするように励ましてあげてください．

4. 予後の見方

　治療開始前や治療中の口腔内写真と模型をできるだけ保存して，指導や治療のたびに比較してください．習癖が消えたことだけをみずに，子どもの発達成長をことば，行動，機能の変化で観察します．

● 咬唇癖

1. 処置と対応

まずは，自然にやめるのを待ちましょう．4歳前後になってもやめなければ，口唇を咬むことで起こる歯並びの問題などを説明し，本人にやめることの自覚を促します．習癖が著しい場合は，オーラルスクリーンなどのトレーニング装置を用いて口唇を咬めないようにするのも1つの方法です．必要な場合は永久歯列完成後の矯正治療も考慮します．

乳歯列のときは，指しゃぶり同様，本人に意識させるために口唇を咬んだ日はカレンダーに×印を，咬まなかった日は○印を自分で記入させます．○印がなくても叱る必要はありません．

2. 臨床上の注意

口唇を咬む癖は，あまり目立たないために親の注意が行き届きません．上下前歯が接触せずに口唇が入りやすい隙間がある場合は，上顎前突を治療しなければ咬唇癖が治らないことも考えられますが，咬唇癖がなくならなければ矯正治療を行っても，すぐに後戻りしてしまう可能性があります．

3. 説明の仕方

叱ったり，無理にやめさせる必要はありませんが，口唇の下の皮膚に発赤ができたり，将来の歯列不正，咬合異常につながりやすいことを説明し，本人にできるだけ意識させるようにします．

4. 予後の見方

指しゃぶりと同様，永久歯が萌出する前であれば，定期診査のなかで診ていけばよいのですが，永久前歯萌出後も継続している場合（**図4，5**）などは，月に1回，場合によっては週に1回程度来院してもらって様子を聞くことも，本人の習癖への抑制意識を高める効果があります．矯正治療を行えば，予後観察は長期にわたります．

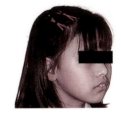

図4　咬唇癖のある子ども（10歳3か月，女児）
(提供：鹿児島市・故能美好彦先生)

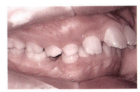

図5　図4と同症例の口腔内写真

実践編

● 口唇閉鎖不全症（お口ポカン）

　お口がポカンと無意識に開いている子どもをよく見かけます．親はみっともないという理由で注意しがちですが，この状態は「口唇閉鎖不全症」とよばれ，さまざまな病態の原因になりかねないことが危惧されています（図6）．

　常に口を開けて口呼吸をしている子どもは，気管や肺に直接乾燥した外気が入ることになり，炎症やアレルギーを引き起こしやすい，あるいは改善させにくいといえます．また，慢性的な口腔乾燥は，唾液の機能低下による齲蝕や歯肉炎のリスクを増加させます．さらに，口腔周囲筋のアンバランスが続くことで，将来の歯列不正を引き起こしかねません．

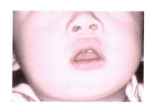

図6　口唇閉鎖不全
（提供：井上美津子先生）

Note
子どもの様子をチェックしましょう

　まずは，診療室に入室するときの状態や診療台に座っている状態などで，さりげなく口唇がどのようになっているかを観察しましょう．そのときの姿勢の状態なども合わせて観察しましょう．

1．処置と対応

　基本的には口を閉じるように子どもに伝えることから始めますが，まだ注意しても理解できないくらい幼い子どもの場合は，遊びや食事の場面でできるだけ口の前方部を使って口唇閉鎖の機能を高めることをお勧めします．唇をつかって吹いたり吸ったりする遊び（ラッパなど）や，食事中もストローなどで吸ったり，汁物をすすったりする動きを促しましょう．ブクブクうがいの練習なども唇の力を必要とします．子どもの気の向くものをできるだけ取り入れて，口唇の閉鎖力を向上させていきたいものです．また，鼻呼吸を促す対応も必要です．

　可能であれば，積極的な口唇・舌のトレーニングをすすめましょう．あいうべ体操のようなお口のストレッチ（図7），ボタン・定規を用いた簡易的な口唇トレーニングは有効ですし，パタカラWやりっぷるくんなどの医療器具を用いた本格的な機能訓練を歯科医師・歯科衛生士の指導のもとに実施することも非常に効果的です（図8）．口腔機能の問題は，乳歯列期や側方歯群交換期以前などの段階で早期に対応することで，比較的容易に改善することも少なくありません（図9）．

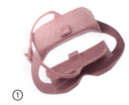

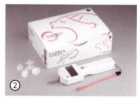

図8　口唇の筋力トレーニング装置
①歯科用口唇筋力固定装置．パタカラW（パタカラ社）
②口唇閉鎖力トレーニング装置．りっぷるくん（松風）
　りっぷるとれーなー（松風）

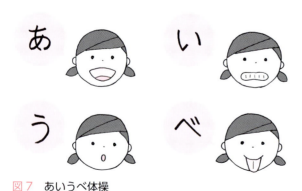

図7　あいうべ体操

（福岡市・今井一彰先生による）

2. 臨床上の注意

　口唇閉鎖不全症の子どもは必ずしも口呼吸をしているとは限りませんが，やはり習慣的に口を開けている子どもでは口呼吸をしているケースが少なくありません．その場合は，咽頭扁桃肥大（アデノイド），口蓋扁桃肥大，花粉症などのアレルギー疾患による鼻咽頭疾患によって気道が狭められていることが考えられます．この場合は，耳鼻咽喉科での治療を優先してください．

　学童期となり，すでに交換した永久前歯が開咬状態を呈している場合は，p.166「舌癖・舌の突出癖」の処置と対応を参考にしてください．

3. 説明の仕方

　現在では，口唇閉鎖がきちんとできている子どもをみつけるのが難しいといわれるほど，口唇閉鎖不全症の子どもが増えています．健やかな成長を促すためにも，来院した子どもの様子をよく観察することが求められます．安静時および嚥下時の口唇や舌の状態，さらには，座位や立位における姿勢の状態などを観察しながら，口腔機能の正しい成長・発達を理解してもらい，鼻呼吸と口唇閉鎖の大切さを説明します．

4. 予後の見方

　定期診査のなかで口唇閉鎖ができているかどうかを観察することになりますが，鼻疾患の有無を確信しながら，安静時の状態，嚥下の状態，歯列不正の状態などを成長発達とともに長期に観察していくことが必要です．

旭爪伸二（わかば小児歯科）

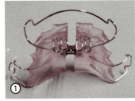
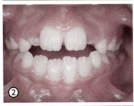
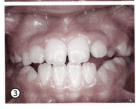

図9　8歳，女児．開咬の改善例
①拡大床併用タングガードを夜間使用した．
②開始時，③1年8か月後．開咬がほぼ改善している

> **Note　子どもの「アレルギーマーチ」とは**
>
> 　アレルギー性の疾患が，生まれて間もなくの食物アレルギーの発症から始まり，しばらくしてアトピー性皮膚炎が発症，その後2～3歳ごろから気管支喘息，それがよくなる学童期後半にアレルギー性鼻炎が出てくるというように，いろいろなアレルギー性の疾患が行進（マーチ）のように次々と現れては消えていく様子を表現したものです．最近では，2～3歳でアレルギー性鼻炎にかかる子どもめずらしくなくなり，必ずしも順番どおりに変化しないといわれています．

10 歯科でみられる先天異常・遺伝性疾患

- かかりつけの歯科医院に重度の先天異常をもった子どもが受診することは少ないかもしれません．また，先天異常そのものを治療するということもまずないでしょう．しかしながら，**いずれの地域にも先天異常を持った子どもたちは必ず存在しています．**ある日突然，なにも情報のない状態で出会った場合，通常の歯科診察を行ってよいのかどうか，判断に迷うこともあるでしょう．

- ひとことで「先天異常」といっても，生命にかかわるものもあれば，生命に問題はないが日常生活に支障があるもの，あるいは日常生活にも不自由のないものなどさまざまです．つまり，先天異常の種類によっては，かなり慎重に対応しなければならないものから，健常児とまったく変わらない対応でよいものまであります．

- **先天異常のある子どもの一般的な定期健診をするときに，あるいは保護者からこれらに関連した相談をされた場合，その先天異常の特徴を把握しておくことは，診察を進めたり適確な助言をしたりするうえで有益なことです．**

- 本稿では先天異常のなかでも頻度の高い唇顎口蓋裂，比較的よく出合う歯の先天欠如のなかでも重症例である外胚葉異形成症，そして，まれではありますが，最近治療薬が確立されたことで注目されている疾患で，歯科受診の際に発見される可能性のある低フォスファターゼ症について取り上げます．

唇顎口蓋裂

1. 唇顎口蓋裂とは

　唇顎口蓋裂とは，口唇，顎，口蓋に披裂を生じる先天異常です（図1〜3）．世界でも黄色人種にもっとも多く，日本人では500〜700人に1人の割合で生まれてくることが明らかになっています．詳しい原因はまだわかっていませんが，何か決定的な原因があるわけではなく，環境因子，遺伝因子などさまざまな因子が重なり合ってある一定の閾値を越えた場合に発症する，多因子閾説が有力であるといわれています．

　唇顎口蓋裂には，審美性の問題，哺乳・摂食障害，言語障害，歯列・咬合の異常，齲蝕・歯周疾患の易罹患性など多くの問題点が認められ，また，心疾患等の合併症を伴っていたり染色体異常や症候群の一症状として現れたりすることもあります．

2. 唇顎口蓋裂の治療

　唇顎口蓋裂の治療は形成手術，言語治療そして矯正治療の3つを主体として施行され，出生直後から成人に達するまでの長期間に及ぶことから，不安や悩みを抱えながら成長・発育していく子どもにとって，医療者の適切な治療，対応そして助言が子どもとその家族の一生涯に重大な影響を及ぼします．

　唇顎口蓋裂の治療の時期は，医療機関によってさまざまですが，一般的には表のような治療が行われます（図3〜8）．かかりつけ歯科医が唇顎口蓋裂の直接的な治療にかかわることは少ないかもしれませんが，正しい情報の提供，手術，言語治療，矯正治療の至適時期を逃さないようなアドバイスや医療機関への紹介，そしてそれぞれの治療が行いやすいような口腔衛生指導などが担うべき役割となります．

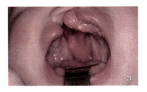

図1　片側性（右側）完全唇顎口蓋裂

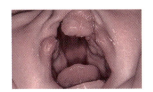

図2　両側性完全唇顎口蓋裂

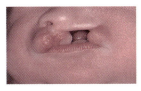

図3　出生直後

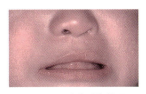

図4　口唇形成手術終了（11か月）

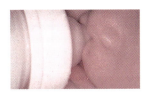

図5　唇顎口蓋裂の乳児の哺乳
哺乳瓶の乳首が口唇・顎・口蓋の被裂部に嵌入し，哺乳が困難な状態である

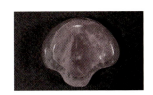

図6　Hotz型人工口蓋床

表　唇顎口蓋裂の治療

形成手術
- 生後3か月または体重6kg：口唇形成手術
- 1歳6か月または体重10kg：口蓋形成手術
- 思春期以降（問題があれば随時）：口唇鼻部の修正手術
- 8〜11歳（最近では5歳ごろ）：顎裂部骨移植手術
- 成長発育終了後：必要であれば顎骨骨切り手術

言語治療
- 4歳ごろ：本格的な言語治療開始
　　　　　小学校入学時に正しい発音，構音を獲得することが目標
　　　　　必要に応じて咽頭弁移植手術やスピーチエイド（図8）の装着が必要

矯正治療
- 5歳：歯列咬合の評価後，治療開始時期を検討
　　　その後，上顎歯列弓の狭窄や反対咬合の状態があきらかになる第一大臼歯および上顎中切歯の萌出時期に開始するのが一般的

> **Note**
> Hotz 型人工口蓋床（図 5〜7）
> 　哺乳障害の改善と上顎の発育誘導を同時に行うもので，チューリッヒ大学のマーガレット・ホッツらによって紹介されたものです．現在では，この治療方法は多くの医療機関でさまざまなアレンジがなされて取り入れられています．

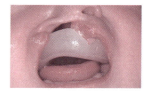

図 7　口腔内に装着した Hotz 型人工口蓋床

外胚葉異形成症

1. 外胚葉異形成症とは

　外胚葉異形成症とは，先天的に毛髪，歯，爪，汗腺などの外胚葉由来の組織に形成異常を認める遺伝性疾患で，さまざまな病態がありますが，歯科的には多数の乳歯および永久歯の先天欠如が問題となります．

　すでに歯科を受診する前から，毛髪が少ない，汗が少なく皮膚の乾燥が著しい，老人様顔貌等の外表所見の特徴から診断が確定していることが多いですが（図 9-①），これらの外表所見が軽度で，歯の先天欠如から診断が確定することもあります．少数歯の先天欠如であれば局所的な問題のみであることが多いのですが，多数歯にわたる先天欠如があり，萌出歯の形態が円錐歯，尖状歯等である場合，外胚葉異形成症の可能性を考慮して，小児科への紹介を行うことが必要です（図 9-②，③）．

2. 歯科診療における注意点

　発汗異常がある場合，体温調節が苦手なことが多いので，抑制治療など体温が上がるような処置は慎重を要します．

　多数の先天欠如が認められる場合には，治療に対する協力状態に応じて，義歯の装着が必要になりますが（図 9-④），低下してしまった咬合高径の回復など試行錯誤になることも多いので，義歯の装着は専門医へ紹介し，かかりつけ歯科医は義歯装着後の定期診査を専門医と連携して行うことがその役割と考えられます．

　成人期にはインプラントなどの治療が必要となりますが，歯槽骨の骨量が少ないことも多く，対応が困難である場合は床義歯での補綴となることも少なくありません．審美性と咀嚼機能等の回復等，年齢に応じた専門医との連携が重要です．

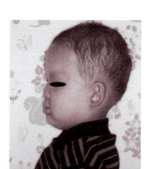

図 8　スピーチエイド

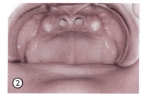

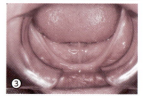

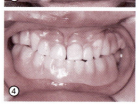

図 9　外胚葉異形成症
①顔面側貌，②口腔内（上顎），③口腔内（下顎），④治療後の口腔内

● 低フォスファターゼ症

1. 低フォスファターゼ症とは？

　低フォスファターゼ症とは，アルカリフォスファターゼをつくる遺伝子に変異が起こり，アルカリフォスファターゼの活性が低下または欠損することで骨の石灰化障害や乳歯の早期脱落などを引き起こす遺伝性代謝性疾患で，周産期致死型，周産期良性型，乳児型，小児型，成人型，歯限局型の6種類に分類されます．周産期型を除いて発症時期が早いほど重症度が高くなるといわれており，重症型では10～15万人に1人の発症率というまれな疾患であるため，歯科はもちろん医科においても専門の医師は少なく，発見が遅れたり治療が円滑に進まなかったりする例もあるといわれています．

2. 歯科診療における注意点

　歯科領域でもっとも注意すべき点は，乳歯の早期脱落です．通常6歳前後から始まる乳歯の脱落が，ほとんど歯根吸収されていない状態で1～4歳ごろに生じることが特徴で，これによって低フォスファターゼ症であることが明らかになる場合もあります．

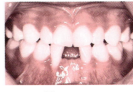

図10　低フォスファターゼ症
3歳2か月．A|A が脱落しており，B|B と A|A に動揺が認められた．歯根吸収が認められないことから低フォスファターゼ症が疑われたため小児科に紹介，診断された
（提供：井上美津子先生）

　現在では酵素補充療法等，治療方法も確立してきており，できるだけ早期に発見して治療を受けることが重要ですので，乳歯の早期脱落，特に歯根吸収のない脱落が確認された場合には，低フォスファターゼ症の可能性を精査してもらう目的で，できれば内分泌代謝に詳しい小児医療機関に紹介して診断を受けるようアドバイスをしていくことがポイントです．

　乳歯の早期脱落が歯科的な特徴ですが，永久歯の早期脱落が生じることもあり，歯科における治療としては，早期欠損した部分の補綴的な治療が必要になります．

　　　　　　　　　　　　　　落合　聡（おちあい小児歯科医院）

実践編

11 口腔機能発達の問題への対応

- 口腔には,「食べる」「話す」「呼吸する」「表情をあらわす(泣く, 笑う)」などさまざまな機能があります. これらの機能は, 子どもの発育とともにおもに乳幼児期に獲得され, 発達します. かかりつけ歯科医には, 口腔機能の発達の過程を理解したうえで, 子どもの様子や保護者の訴えなどを積極的に把握して, 適切なアドバイスを行うことが求められています.

- 「食べる機能」の発達は, 乳汁から離乳食, 幼児食, 一般食へと食形態を変えながら, 吸啜から成熟嚥下・咀嚼の獲得へと進み, 自分で食べる(自食)行動へと至ります. 歯の萌出や歯列・咬合の問題, 重症齲蝕や軟組織の異常など, 口腔内の諸問題が咀嚼・嚥下機能の発達に影響を及ぼすこともあれば, 口腔習癖や生活環境の問題によって食べ方や全身的な発育に問題が生じている可能性もあります. 食べる機能の発達にかかわる問題を把握して, 適切な助言や必要に応じた処置を行う必要があります.

- 「話す機能」は, もともとは"周囲の人たちとコミュニケーションをとりたい"という精神面での発達(脳の発達)がベースになります. はじめは, 泣いたり笑ったりという声を出す行動から, のどや口腔, 鼻腔などをつかって「ことばを話す」という行動に移行します.
  　口腔の形態的な問題(顎の先天異常・発育異常や歯列・咬合の不正, 舌小帯の付着異常など)や, 口唇や舌の動きの不全などが, 話す機能(構音機能)の発達に大きくかかわります. かかりつけ歯科医は, 発音時の子音(パ, タ, カ, ラ, サ行など)の置き換えや省略, 歪みなどの言葉に関する訴えに対して相談やアドバイス・指導を行うことや, 必要に応じて専門医療機関への紹介を行うことが求められています.

*本稿では神経筋機能の障害や知的障害, 先天異常(唇顎口蓋裂など)に伴う摂食・嚥下機能障害や言語機能障害は除きます.

●「食べる機能」の発達の問題と対応

1. 哺乳期（0〜4か月）

①発達の特徴とみられやすい問題
　母乳または人工乳による哺乳が中心の時期です．原始反射である哺乳反射から始まる哺乳行動も，徐々に反射が減退してくると「遊び飲み」などがみられます．「哺乳量が少ない」「吸啜力が弱い」などの問題がみられることがあります．

②対応
　乳児の口唇・舌と乳首との関係を観察し，母乳なら授乳時の抱き方や乳房への吸いつかせ方を，哺乳ビンなら乳児が吸いやすい角度などをアドバイスしますが，専門的な相談は保健師・助産師につなげます．舌小帯の短縮だけならすこし様子をみますが，強直がみられる場合は手術を検討します（小児外科への紹介が望ましいでしょう）．体重増加が不良な場合は，小児科に紹介します．

2. 離乳期（5〜12か月）

①発達の特徴とみられやすい問題
　通常は5〜6か月より離乳食が開始されますが，早産児では修正月齢での対応が必要になります．はじめは，なめらかなペースト状の食べものを口唇で取り込み（捕食），口を閉じてのみ込む（成熟嚥下）ことができるようになり，7〜8か月ごろには舌による押しつぶし機能が，9〜11か月ごろには歯ぐきによるすりつぶし機能が獲得されます（表1）．乳歯は通常6〜7か月ごろから萌出が開始され，歯の萌出や口腔の発育により食べる機能の発達も促されますが，萌出が遅い子どもでは舌による押しつぶしや歯ぐきでのすりつぶしの機能獲得も遅れます．この時期には「離乳食を食べたがらない」「食べるときに口が閉じない」「むせてしまう」「吐き出す」などの問題がみられることがあります．

> **Note　子どもの発育からみた離乳開始の目安**
> - 哺乳反射や舌挺出反射が消退する
> - お乳以外の味やスプーンを受け入れる
> - 下顎が成長し，唇が閉じやすくなる
> - 1回の哺乳量が増加する
> - 大人の食べる様子を見て，食べたそうなしぐさをする

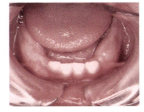

図1　1歳ごろの口腔内
奥の歯肉の膨隆がでてくると歯肉によるすりつぶし機能が発達する

表1　離乳期に獲得する食べる機能

〈5〜6か月ごろ〉 **捕食・成熟嚥下獲得期**	口唇で食べ物をとり込む（捕食）→舌でのどの方へ送る→口を閉じてのみ込む（成熟嚥下）
〈7〜8か月ごろ〉 **押しつぶし機能獲得期**	とり込んだ食べものを舌で口蓋に押し付けてつぶす→つぶした食べ物をのどの方に送ってのみ込む
〈9〜11か月ごろ〉 **すりつぶし機能獲得期**	とり込んだ食べものを舌で片方の歯肉の上に運ぶ→上下の歯肉で食べ物をすりつぶす→つぶした食べ物を舌で集め，のどのほうに送ってのみ込む

＊12〜18か月ごろの離乳完了期には，乳切歯で食べものを噛み取り，第一乳臼歯で噛みつぶすという歯を使った咀嚼が始まり，手づかみ食べから食具食べ（スプーン・フォークの使用）へと自食行動も発達する

②対応

　離乳食の食形態や食事姿勢，介助方法などが適切かを確認し，アドバイスします．歯の萌出が遅めの子どもには，食形態の進め方をゆっくりめにします．すりつぶし食でも丸のみしてしまう場合は，食形態を進めすぎないようにします．口の機能発達に合わせた食形態の調整が重要です．

　また，介助の際は下口唇の上にスプーンを置いて上唇で食べものをとり込ませます（図2）．上向きの姿勢で捕食させると，頸部の筋肉が緊張しやすいため口唇閉鎖や嚥下がスムーズにいかないこともあります．離乳食を与えるときも，家族の食事の場に同席させて，いっしょに食べることで食べる意欲を育てます．水分でむせてしまう場合は，コップなどの前に大きめのスプーンやレンゲを使って，唇ですする練習をさせるとよいでしょう．

　「泣いたらすぐ授乳」というような頻回授乳の継続が，離乳食を食べたがらない原因のこともあります．1歳近くになっても哺乳反射が残存して離乳食が食べられない場合は，発達の遅れが疑われるため小児科に紹介します．

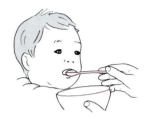

図2　スプーン状の離乳食を上唇でとり込むように介助する

3. 離乳完了期（12〜18か月）

①発達の特徴とみられやすい問題

　12か月ごろには手づかみ食べがさかんになり，上下の乳切歯が生え揃うため前歯でのかじり取りもできるようになります（図3）．18か月ごろには第一乳臼歯が咬み合うことで「前歯で噛み取り，奥歯で噛みつぶす」という歯を使った咀嚼が獲得されてきます．スプーンやフォークの使用も可能になり，3回の食事でほぼ必要な栄養が摂れるようになると，離乳も完了期を迎えます．この時期には「噛まない（丸のみ），早食い」「舌が出てペチャペチャ食べる」「むせる」「自分で食べようとしない」「食べこぼす」「口から出してしまう」などの食べ方の問題がみられることがあります．

②対応

　まずは，口腔内に問題がないかをチェックします．乳臼歯の萌出が遅れていたり，進行した齲蝕があったりすると，うまく咀嚼できず丸のみや口から出す行動につながりやすいため，食形態の調整や齲蝕の治療が必要です．口唇閉鎖がうまくできないと舌が出たり，音のする食べ方になりやすいので，口唇閉鎖を促す対応をします．いつも口が開いている子どもは，鼻疾患や扁桃肥大が疑われるため耳鼻咽喉科への受診を勧めます．自食するとテーブルの周りを汚すので親がいつまでも介助している場合がありますが，食べる意欲が育たず，手と口の協調運動も発達しないので，汚してもいいので自分で食べることが大切であることを保護者に伝えます．また，親が忙しく急かして食べさせる，または親自身が早食いをしていると，子どももよく噛まずに早食いになりがちなことを保護者に伝えます．

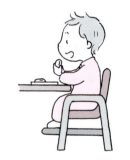

図3　手づかみ食べがしやすい姿勢

4. 幼児期前半（18〜36か月）

①発達の特徴とみられやすい問題

2歳過ぎには第二乳臼歯が萌出して，乳歯が生え揃ってきます．噛む力も増してくるため，食べられる食品の幅が広がってきますが，第二乳臼歯がしっかり咬み合うまでは咀嚼しにくい食品も多くみられます（**表2**）．スプーン，フォークを使用しての自食の場面も増え，また家族との共食の場で新しい食材を覚え，食べ方を学習していきます．この時期には「よく噛まない（丸のみ），早食い」「いつまでものみ込まない（溜める）」「口から出してしまう」「舌が出てペチャペチャ食べる」「食べこぼす」「口の中に詰め込んでしまう」「口を開けたまま食べる」「好き嫌いが多い」「遊び食べをする」などの食べ方の問題がみられることがあります．

②対応

咀嚼に関する問題では，歯の萌出状況や齲蝕に原因があるのか，口腔機能の問題なのか，心理的な問題なのかを判断する必要があります．第一乳臼歯だけでは咀嚼しにくい食品も多いため，噛みつぶせる程度でのみ込みやすくなる食形態にします．齲蝕がみられる子どもには治療と保健指導を行います．詰め込み食べや口唇を閉じての咀嚼ができていない場合は，一口量や食形態を調整して口唇閉鎖を促します．

鼻疾患や扁桃肥大が疑われる場合は，耳鼻咽喉科への受診を勧めます．好き嫌いや遊び食べは，食欲や食環境との関連が高いため，おやつや甘味飲料などを控えてお腹を空かせる対応や，食べることに集中できる環境づくり（おもちゃの片付け，テレビを消すなど）も必要でしょう．

表2　1〜2歳ごろに処理しにくい食品

- 生野菜（きゅうり，レタス　など）
- 繊維のある肉・野菜
- 弾力性の強い食品（かまぼこ，いか，たこ　など）
- まとまりにくいもの（ブロッコリー，ひき肉　など）
- 皮が口に残るもの（豆，トマト　など）
- ＊餅や団子，ピーナッツ，ミニトマト等は窒息事故にも注意

（「小児科と小児歯科の保健検討委員会」より改変）

5. 幼児期後半（3〜6歳）

①発達の特徴とみられやすい問題

3歳ごろには乳歯列が完成し，乳歯咬合の安定期に入ります．6歳ごろには永久歯の萌出も始まります．乳臼歯が生え揃うことで咀嚼力が向上し，噛みごたえのある食べものも食べられ，大人に近い食事が摂れるようになります．また，手指の巧緻性が高まり，箸の使用も可能になります．通園により集団生活を送る子どもが増え，仲間との食事を楽しみながら新しい食材や食べ方を覚えます．この時期には「遊び食べ」「食べるのに時間がかかる」「偏食がある」「食べ方にむらがある」「小食」「よく噛まない（丸のみ），早食い」「いつまでものみ込まない（溜める）」「舌が出てペチャペチャ食べる」など，食べ方の問題がみられることがあります（**図4**）．

②対応

咀嚼機能が充実してくるため，食べ方の問題に対して，機能面より環境面での対応が必要になることが多い時期です．食事時間や食事量の問題や偏食などには，生活リズムが不規則，おやつや甘味飲料が多い，外遊びが少ないなど空腹感や食欲との関連も考えられ，食べる意欲を育てる対応が

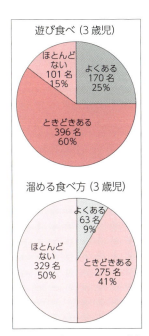

図4　3歳児にみられる「遊び食べ」と「溜める食べ方」

望まれます．

　よく噛まない，口の中に食物を溜めるなどの食べ方も，咀嚼機能が育っていない場合もあれば生活環境の影響が大きい場合もあります．食形態や一口量の調整などのアドバイスとともに，食事を急がせない，無理強いしないなどの対応も必要でしょう．齲蝕や歯列・咬合の問題で咀嚼不全がみられる場合は，齲蝕治療や咬合治療が必要になり，指しゃぶりや口呼吸などの口腔習癖の影響が考えられる場合は（図5），習癖改善へのアプローチが必要です．

　このような小児の口腔機能の問題に対する歯科からの取り組みが始まっており，かかりつけ歯科医が担う役割としても期待されています（「Note」参照）．

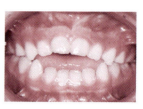

図5　指しゃぶりによる開咬
口呼吸・舌癖を伴うことで開咬がさらに顕著になり，咀嚼不全が認められる

6．学童期（6〜12歳）

①発達の特徴とみられやすい問題

　6歳ごろには第一大臼歯の萌出が開始されて，乳歯から永久歯への交換も始まり，混合歯列期を経て12歳過ぎには永久歯列が完成します．第一大臼歯の萌出により咀嚼力が高まり，咀嚼機能がさらに充実してきますが，交換間近な動揺した乳歯や萌出途上の永久歯の存在により，一時的な咀嚼不全がみられやすくなります．この時期には「硬いものを嫌がる」「前歯でかじれない」「丸のみ，早食い，水分での流し込み」「食べこぼし」「偏食」などの食べ方の問題がみられることがあります．

②対応

　歯の交換時の一時的な咀嚼不全に対しては，ほかの部位での咀嚼を勧めて様子をみます．よく噛まずに丸のみや水分での流し込みをしている場合は，齲蝕や咬合状態をチェックし，食環境を調整します．口唇閉鎖不全による食べこぼしなどがみられる場合は，鼻呼吸を促すことや，口唇や舌の筋機能訓練（口腔筋機能療法：MFT）が必要になることがあります．また，鼻呼吸が困難な場合は耳鼻咽喉科受診を勧めます．

> **Note**
> 「口腔機能発達不全症」とは？
>
> 　発達期の小児における口腔機能の問題に関しては，成長とともに自然に解決する場合もありますが，適切な時期に適切な対処・介入が行われないと解決困難な場合もあります．そこで，日本歯科医学会を中心にさまざまな調査・研究が行われ，その結果から2018年4月より小児の「口腔機能発達不全症」という病名が保険収載されました．原則として，機能障害の原因疾患がなく，歯科医療関係者による適切な評価・対応により，改善を図る必要が認められる状態にあるものに対して診断され，指導・管理を行うとされています．

●「話す機能・呼吸機能」の発達の問題と対応

1．乳児期・幼児期前半（0〜3歳）

　哺乳が主体の乳児期前半は鼻呼吸が中心となり，泣く，笑う等で感情を表します．生後4か月ごろから喃語が出はじめ，話しかけに声を出して反応します．1歳ごろから有意語をしゃべることができるようになり，いろいろなことばを覚えていきます．2歳ごろには二語文が出てきて，ことばでコミュニケーションを図ろうとします．

　ことばの獲得には個体差が大きく，また環境とのかかわりも大きいため，1歳代は様子をみていきますが，2歳を過ぎても有意語がみられない場合は，

難聴や発達の遅れも疑われるため，小児科での相談を勧めます．また，この時期に口呼吸がみられた場合，哺乳や食事時の鼻呼吸が可能なら様子をみますが，鼻呼吸が困難な場合は小児科か耳鼻咽喉科への受診を勧めます．

構音の状態から鼻咽腔閉鎖不全や軟口蓋の異常が疑われる場合は，専門医療機関へ紹介します．舌小帯の短縮は，構音機能の発達の様子をみながら経過観察します．

2. 幼児期後半（3〜6歳）

3歳ごろには言語理解が進み，表出言語も300〜500語くらいになり，4歳ごろには会話の適応期に入ります．構音機能としては，母音は2歳ごろに完成しますが，子音の完成は4〜6歳ごろで，個体差も大きいものです．また，構音機能の発達には，口唇・舌の動きや歯列・咬合，齲蝕による歯の崩壊などが関連します．

歯列・咬合の不正が構音機能に影響を及ぼしていると考えられる場合は，咬合治療の必要性について検討し，指しゃぶり・舌癖などの口腔習癖がみられる場合は，習癖の中止やMFTの適用を検討します．重症齲蝕に対しては治療や保隙処置を行います（p.100 参照）．

4〜5歳になっても舌小帯の短縮により構音への影響がみられる場合は（図6），舌の訓練を行いながら手術を検討します．鼻咽腔閉鎖不全などが疑われる場合は，専門医療機関へ紹介し，口呼吸・口唇閉鎖不全がみられて鼻呼吸が困難な場合は，小児科，耳鼻咽喉科に紹介します．

3. 学童期（6〜12歳）

6歳までに基本的な構音機能は獲得され，成人と同じような話し方になります．また，知的な発達とともに言語理解や表出言語も増加します．この時期の構音障害は，口唇や舌の動きの不全や歯列・咬合の異常に関連していることが多く，また，これらは舌小帯の異常や口呼吸，口唇閉鎖不全，舌癖などの口腔習癖との関連がみられやすいものです．

前歯部交換期に生じやすい発音の問題は，一時的なものなので様子をみます（図7）．構音障害が歯列・咬合の異常（上顎前突，下顎前突，開咬など）に起因すると考えられる場合は，矯正専門医へ紹介します．歯列・咬合の異常があって，口腔習癖がみられる場合は，習癖の中止やMFTの適用をまず検討します．

また，舌小帯の異常が構音障害に影響していると考えられる場合は，手術（舌小帯切除術）により改善を図ります．歯列・咬合や口腔習癖と関連がみられない構音障害は，専門医療機関に紹介します．また，学童期はアレルギー性鼻炎やアデノイド・口蓋扁桃の肥大が起こりやすい年代でもあり，鼻呼吸が困難で口呼吸がみられる場合は耳鼻咽喉科受診を勧めます．

井上美津子（昭和大学歯学部小児成育歯科学講座）

Note

小児口腔機能管理加算
（口腔機能へのアプローチで改善が見込まれる場合）

食べる機能（咀嚼機能，嚥下機能，食行動），話す機能（構音機能），その他（栄養，呼吸機能ほか）の問題がある小児患者に，口腔機能発達不全症の評価・診断を行ったうえで，正常な機能獲得の妨げになっている原因があればその治療を行い，その後正常な機能獲得のための訓練や指導を行うというものです．また，評価のための客観指標として，口唇閉鎖力や舌圧の測定を行うことが推奨されています．

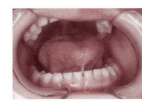

図6　舌小帯付着異常
舌小帯の短縮により舌の挙上が困難であり，口蓋に付けることができない

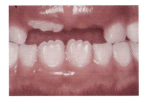

図7　6〜7歳ごろの口腔内
前歯部交換期には発音の問題が起こりやすい

● 参考文献
1) 竹田省，引地和歌子，福永龍繁：東京都23区の妊産婦の異常死の実態調査．第68回日本産婦人科学会学術講演．東京，2016．

実践編

Column　虐待・マルトリートメントへの対応

　歯科でも虐待の早期発見に取り組むことの必要性が言われて久しいですが，虐待を発見し通報して終わりではなく，かかりつけ歯科医として早期予防に取り組むことも大切です．たとえば，多数の齲蝕をもつ子どもと母親が来院したような場合は，子育てに悩み苦しむ母親からのSOSと捉える視点をもちましょう．その際は，細かい予防指導から始めるのではなく，家庭内の事情，子育ての困難さ，母親の仕事の有無，夫の協力状況などをそれとなく訊ねてみます．そのやり取りのなかから，必要としている育児指導，食事指導の情報をすこしずつ提供します．

　母親のこれまでの育児を否定することなく，一歩ずつ信頼関係を築くことで，かかりつけ歯科医としての良好な母子関係（親子関係）に向けた支援ができるはずです．

❶ 虐待の背景

　虐待が行われる背景には，子ども自身に癇癪が激しい，こだわりが強いなどの育てにくさがある，病気や障害があるなど，子どもに要因がある場合と，親の育児不安，被虐待経験，病気や障害，不安定な精神状態，さらには夫婦関係の問題や貧困など，親に要因がある場合があります．悲しい現状ですが，虐待を行っている親はほぼすべてのケースで助けを求めています．親を責めることなく，それぞれのケースで適切な支援を行うことが，子どもを守るために最も必要なことです．

❷ 母親はメンタルヘルスの問題をかかえやすい

　育児中や妊娠中の女性は，育児のストレスやホルモンバランスの変化から，約10〜15％が「産後うつ」にかかると言われています．一方，東京都などが東京23区の2005〜2014年の自殺者の記録を調べた結果では，「妊娠中」の女性23人と「出産後1年未満」の女性40人の計63人が含まれていることがわかっています[1]．

　泣きやまない赤ちゃん，3時間おきの授乳，周囲に知り合いのいない孤独な子育て，夫の不協力，場合によっては赤ちゃん返りで母親を悩ませる長子の存在など，子どもを可愛いと感じながらも，子育てに悩み，苦しむ母親は少なくありません．さらに，第2子以降であれば，母親にとって子育てしながらの妊娠・出産であることがより大きな負担になります．特に妊娠中は精神的に不安定であることを理解する必要があります．

表　虐待や子育ての困難を心配した場合の連絡先

○虐待を疑った場合の通報先
- 全国共通ダイヤル「189」に電話することで，最寄りの児童相談所につながる
- 多くの県や市町村でも虐待の通報受付，相談業務などを行っている

○子育て困難を心配した場合の情報提供として
- 子育て中の家族へ向けて，市町村では悩み相談，一時預かり，ショートステイ，家事援助などのさまざまな支援事業を実施している
（各地域の事業内容を把握しておく）
- 令和2年度末までに「子育て世代包括支援センター」が各市町村で整備される予定

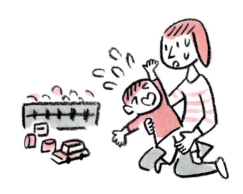

❸ 不適切な育児まで含めたマルトリートメントへの支援

　明らかな虐待とまではいえなくとも，歯科診療室では，子どもに手を上げる，子どもの気持ちを無視する，子どもに対する否定的な発言（嫌い，ダメな子等）など，虐待をやや広範囲にとらえた「マルトリートメント」とよばれる不適切な養育場面を目にすることが全くないとはいえません．マルトリートメントの行為は虐待の予備軍とも考えられます．かかりつけ歯科医は虐待をみつけ出すことも大切ですが，むしろ，虐待に至る前の状況で，子育て支援の役割を担うことが求められているといえます．

　それには，子育ての苦労を認め，子どもの成長が母親（父親）のいままでの苦労の成果であると評価することから始めます．そして，育児に疲弊があり，子どもにも問題があったとしても，周囲に援助を求めることで乗り越えられることなどを親の立場に立って話し，適切な支援につなげましょう．併せて，お口の健康についても，かかりつけ歯科医といっしょに頑張っていけば，きれいな歯や歯肉に改善していくことを説明しましょう．

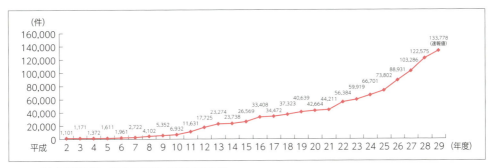

図1　児童相談所における児童虐待対応件数
全国の児童相談所が平成28年度に対応した児童虐待の件数は，前年度比18.7％増の12万2578件で過去最多を更新している

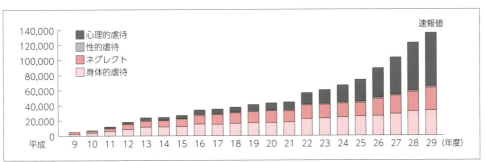

図2　児童相談所における児童虐待相談の内容
平成12年の児童虐待防止法の改正により，子どもの面前で一方の親（ほとんどが夫）がもう一方の親に暴力をふるうことは児童への心理的虐待にあたるという定義が付け加えられた（面前DV）．その後，警察からの通報も増加したことで，平成28年度は心理的虐待が全体の52％を占めている

●参考文献
1) 竹田省，引地和歌子，福永龍繁：東京都23区の妊産婦の異常死の実態調査．第68回日本産婦人科学会学術講演．2016.

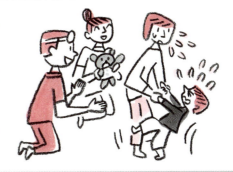

旭爪伸二（わかば小児歯科）

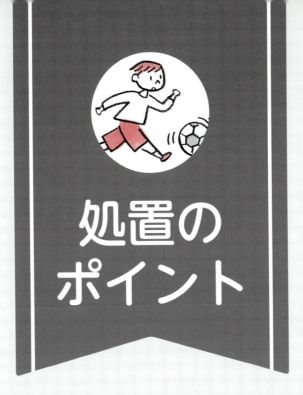

処置の
ポイント

1 ラバーダム防湿の実際
2 コンポジットレジンジャケット冠
　（CRJK）による修復
3 乳歯冠による修復
4 幼若永久歯に対する
　暫間的間接覆髄（IPC）法
5 乳歯に対する生活歯髄切断法（生切）
6 幼若永久歯に対する生活歯髄切断法
7 乳歯に対する抜髄法
8 幼若永久歯に対する抜髄法
9 乳歯に対する感染根管治療
10 幼若永久歯に対する感染根管治療
11 乳歯の分割抜歯

＊本稿の写真は福岡市・緒方克也先生のご厚意による

処置のポイント

1 ラバーダム防湿の実際

■ ラバーダム防湿に必要な道具

- ラバーダムシート，ラバーダムパンチ，クランプフォーセップス，ラバーダムフレーム，ラバーダムクランプ（図1，2）
- 上記に加え、ラバーダムシートに穿孔部をマークするテンプレートやスタンプがある
- ラバーダムシートはラテックス製のほか，ノンラテックス（シリコン-ゴム製）のものが市販されている

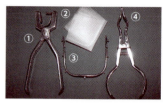

図1　必要な道具
①ラバーダムパンチ，②ラバーダムシート，③ラバーダムフレーム，④クランプフォーセップス

■ クランプの種類と選択

- 部位別に大臼歯用，小臼歯用，前歯用，乳臼歯用があり，さらにウイング付き・ウイングなしがある（図2）

【例】
(1) 大臼歯用：#14，#14A，#8，#7　など
(2) 小臼歯用：#206，#207　など
(3) 前歯用：#211　など
(4) 乳臼歯用：#26，#27　ほかに歯番の刻印されたものがある
(5) 最後臼歯用：DC-1

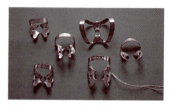

図2　クランプの種類
誤嚥防止のためデンタルフロスを結紮する

■ 結紮によるラバーダム防湿

- 複数の歯に連続してラバーダム防湿を行うときは，デンタルフロス（ワックス付き）を用い，ラバーダムシート上にあけたホールの辺縁をフロスで歯頸部に結び付ける（図3）

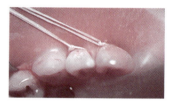

図3　前歯部に行った結紮法

■ 装着の手順

❶ ラバーダムパンチによるラバーダムシートの穿孔
治療部位に応じてホールの数を調整する

❷ ラバーダムクランプの取り付け
クランプを選択してシートに取り付ける

❸ ラバーダムの装着
フォーセップスでクランプをつかみ，目的の歯に装着する

❹ ラバーダムフレームの取り付けとラバーダムシートの調整
フレームを取り付けてから，ラバーダムシートのゆるみを整理し，ウイングにかかったホールの辺縁のシートを外す

臨床 Hint
ラバーダム防湿時の留意点
- クランプの装着時に，舌側平滑面を滑らせて歯頸部を挟み，不必要に歯肉にくい込ませないように注意する
- フレームの付け方によってラバーダムシートに不自然な張力がかかる
- パンチホールが大きすぎたり，ラバーダムシートを強く張りすぎたりすると唾液が洩れ出るので気をつける
- 泣く子どもへの使用では嘔吐物に細心の注意を払う
- ラバーダムシートで鼻孔を塞がないように注意する

2 コンポジットレジンジャケット冠（CRJK）による修復

■ 処置の手順

❶ 裏層と支台歯の強化
- 有髄歯または生活歯⇒歯髄保護の意味で齲窩をライニング剤で裏層する
- 抜髄や生活歯髄切断後の修復⇒支台の補強のためにグラスアイオノマーセメントで形態を整える（図1）

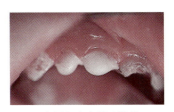

図1 裏層と支台歯の強化

❷ 支台歯の形成
- 永久歯に行うレジンジャケット冠の形成と同じ要領で行うが，歯質の削除は最小にしてエナメル質をできるだけ残す
- 辺縁の破折を防ぐため，歯頸部の厚みを確保する（図2）

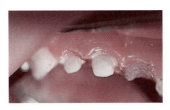

図2 歯冠形成

❸ クラウンフォームの選択と試適
- レジンを詰める透明のクラウンフォームを歯冠の形態や大きさに合わせて選択する
- クラウンフォームの歯頸部を切り落として試適する（図3）

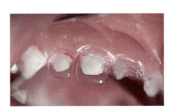

図3 クラウンフォームの試適

❹ 支台歯のエッチング
- エッチングの必要がない修復材料もある

❺ ボンディング液の塗布
- 塗布後，光を照射する

❻ クラウンフォームの調整
- クラウンフォームの切縁にピンホールを空け，レジン填塞時の空気抜き穴とする（図4）．気泡が混入しないようにキャップに複合レジンを填塞する

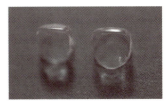

図4 クラウンフォームの切縁にピンホールをあける

❼ クラウンフォームの装着
- レジンの詰まったクラウンフォームを支台歯にかぶせる．はみ出したレジンを探針で除去し，光重合を行う．
- 光の照射は唇側，口蓋側から十分に行う（図5）．硬化を確認してキャップを除去

❽ 歯頸部の研磨，咬合調整

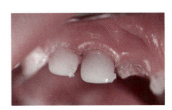

図5 複合レジンを詰めたクラウンフォームを支台歯にかぶせ，光を照射して重合させる

臨床 Hint

CRジャケット冠について
- やわらかいクラウンフォームは強くつまむと切端がつぶれることがある
- 固いクラウンフォームはそれだけ厚さが加わる
- レジンは将来変色する可能性があることを説明する
- 自分の歯と同様に考えないよう説明し，子どもが玩具に噛みついたりすると，容易に割れてしまうことを伝える
- 同様の方法で永久前歯切端破折の修復に応用できる

処置のポイント

3 乳歯冠による修復

■ 支台歯形成の手順

- 歯冠の崩壊が著しい場合や抜髄の後では，乳歯冠を維持するのに必要な高さまでレジンやセメントなどで齲窩を築造する．

❶ 咬合面の形成
- 咬合状態を観察し，およそ1mmのクリアランスを確保する（図2）
- 軽い逆屋根（V字形）に形成する（図3）

❷ 隣接面の形成
- 隣接面の接触点（第一乳臼歯では面のことが多い）を削り落とし，隣在歯との接触がないようにほぼ平行に形成する（図4）

❸ 頰・舌側面の形成
- 歯面の自然な形態に沿って歯肉縁下まで切削する．特に頰側歯頸部の膨隆部は，アンダーカットがわずかに残る程度に切削する（図5）

❹ 隅角部の切削
- 乳歯冠の形成でもっとも重要．乳歯では4つの隅角が歯頸部で膨らんでいるため，膨らみを削合しなければ乳歯冠の適合が悪くなる（図6）

■ 乳歯冠の調整

❶ 乳歯冠の選択
- 歯頸部の周長または隣接歯とコンタクトする近遠心径に合わせて選ぶ

❷ 高さの調整
- 歯冠の高さに合わせて乳歯冠の歯頸部を切り落とす
- 咬合調整は咬合面調整鉗子を用いて，凹凸に変化を与えて行う
- 冠の厚さそのものの調整はできないので難しい（図7）．

❸ 乳歯冠冠縁の調整
コンタリングプライヤーあるいはゴードンのプライヤーを用いて，冠縁にわずかにアンダーカットを付与する（図8）．

❹ 乳歯冠冠縁の研磨
カーボランダムポイント，シリコンポイントなどを用いて冠縁を研磨

❺ 乳歯冠の合着

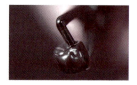

図7 咬合調整のため凹をつける

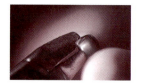

図8 歯頸部にアンダーカットを付与する

臨床 Hint

既製乳歯冠について

歯冠周長で表記された異なる大きさのものがある．形態は，歯頸部にアンダーカットが付与されたものと，アンダーカットのないものがある（図1）

図1 既製乳歯冠*
①アンダーカットが付与されたもの
②アンダーカットのないもの

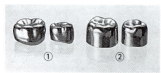

図2 既製冠の場合のクリアランスは1mmとする*

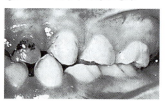

図3 咬合面の逆屋根形成（V字形）*

図4 隣接面の形成（平行）*

図5 頰・舌側面の形成*

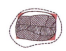

図6 隅角部の切削*

*桑原未代子：最新小児歯科アトラス．医歯薬出版，1979．より

4 幼若永久歯に対する暫間的間接覆髄（IPC）法

■ 処置の手順

❶ 必要に応じて浸潤麻酔

❷ ラバーダム防湿

❸ 罹患象牙質の除去
・歯髄に近接する罹患象牙質を一層残し，露髄を避ける（図1）

❹ 覆　髄
・水酸化カルシウム製剤や酸化亜鉛ユージノールセメントを用いる

❺ 仮　封
・アイオノマーセメントで十分に封鎖する（図2）

❻ ラバーダム防湿の除去

〈3か月経過後〉（図3）

❼ X線写真撮影
・修復象牙質（第二象牙質）形成が確認されたら次のステップに進む

❽ ラバーダム防湿

❾ 仮封および覆髄剤の除去

❿ 残存罹患象牙質の完全除去
・慎重に行わなければ，修復象牙質も切削して露髄させてしまうため注意する

⓫ 覆髄および裏層
・水酸化カルシウム製剤，ユージノールセメント，ライニング剤などで覆髄後，アイオノマーセメントなどで裏層を行う

⓬ 暫間的歯冠修復
・対合歯との咬合完成後，再び歯冠修復を行う

⓭ ラバーダム防湿の除去

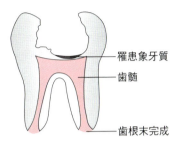

図1　罹患象牙質を一層残して露髄を避ける

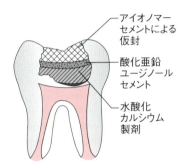

図2　十分に仮封を行って経過観察

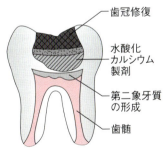

図3　修復象牙質を確認して最終処置に進む

5 乳歯に対する生活歯髄切断法（生切）

■ 処置の手順

❶ 浸潤麻酔

❷ ラバーダム防湿

❸ 齲窩の開拡と罹患象牙質の除去（図1）

❹ 髄腔の開拡と歯冠部歯髄の除去（図2）
- 滅菌されたバー，スプーンエキスカ，探針，綿花などを用いる

❺ 歯髄の切断
- 滅菌ラウンドバー（#4，5）を使い，根管口部で歯髄の切断をする

❻ 切断面の化学的清掃
- 次亜塩素酸ナトリウム溶液と過酸化水素水で洗浄，生理的食塩水を用いて止血を図る（図3）
- CO_2 レーザーを用いて切断面の止血を図る方法もある

❼ 薬剤の貼布
- 水酸化カルシウム製剤によって切断面および髄床底部を完全に覆う

❽ 二重仮封
- ユージノールセメントと裏層用セメントによって二重仮封を行う
- 冠崩壊によって歯冠の高さがない場合は，裏層用セメントのみの仮封とする

❾ ラバーダム防湿の除去

❿ 予後への対応
- X線写真検査によりデンティンブリッジの形成が確認された後，歯冠修復を行う
- 歯冠の崩壊が著しければ既製乳歯冠などの冠修復を適用する

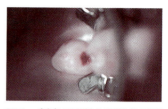

図1　齲窩の開拡と罹患象牙質の除去により露髄，出血

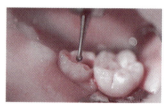

図2　歯冠部歯髄を除去する

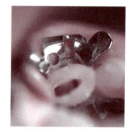

図3　止血された根管口部の切断面

臨床 Hint
上手な生切のポイント
- 歯髄切断後に切断面から出血し続けるようなら抜髄の適応となる
- 適応の選択と感染させないことが予後を左右する
- 髄床底の穿孔や歯軸に注意する
- 器具の清潔には細心の注意が必要で，素手や不衛生なグローブで触れないようにする

6 幼若永久歯に対する生活歯髄切断法

■ 処置の手順

❶ 浸潤麻酔

❷ ラバーダム防湿

❸ 罹患象牙質の除去

❹ 髄腔開拡（天蓋除去）

❺ 歯冠部歯髄の除去と歯髄の切断
・滅菌ラウンドバーを用いる

❻ 切断面の化学的清掃（図1）
・次亜塩素酸ナトリウムと過酸化水素水を用い，交互洗浄を行う

❼ 薬剤の貼付（図2）
・水酸化カルシウム製剤を用いる

❽ 仮　封
・歯冠の高さがある場合は二重仮封を行う

❾ ラバーダム防湿の除去

❿ 予後への対応
・1～3か月ごとにX線写真により歯根の形成状態を確認し，歯根尖の完成（アペキソゲネーシス）を期待する．
・その後は，以下のように対応
　良好の場合：暫間的修復（幼若永久歯の場合は，対合歯と咬合するのを待って，永久修復を行う，図3）．
　不良の場合：抜髄法を行い，幼若永久歯の場合は，アペキシフィケーションの効果を期待する

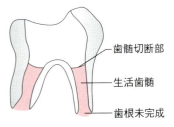

図1　根管口部で切断し，化学的清掃を行う

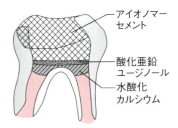

図2　覆髄剤の貼付と二重仮封

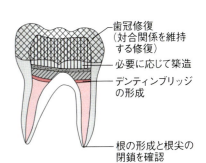

図3　予後が良好であれば根形成が継続して根尖が閉鎖される

処置のポイント

7 乳歯に対する抜髄法

■ 処置の手順

❶ 浸潤麻酔

❷ ラバーダム防湿

❸ 罹患象牙質の除去
- 効率を考えて，ラウンドバーを選択する．切れるバーでなければ硬い歯質に対して滑ってしまうので注意

❹ 髄腔開拡（天蓋除去）

❺ 歯髄の除去
- クレンザーを用いて歯根部歯髄を除去する
- 歯髄腔の大きな上顎切歯などでは，クレンザーを 2 本用いて歯髄の除去を行うと，歯髄を残存させずに済むことがある

❻ 根管の洗浄消毒，乾燥
- 滅菌精製水や次亜塩素酸ナトリウムと過酸化水素水の交互洗浄で，根管内の洗浄・消毒を行う

❼ 根管充塡または根管貼薬
- 可能な場合は，水酸化カルシウム製剤を用いた糊剤根管充塡を行う
- 一旦様子をみたい場合は，水酸化カルシウム製剤などを貼薬する

❽ 仮　封

❾ ラバーダム防湿の除去

❿ 予後への対応
- X 線写真検査を行って根管充塡の状態を確認し，歯冠修復を行う
- 必要に応じて再根管充塡を行う

臨床 Hint
抜髄時の注意
- リーマーによる根管の拡大は必要に応じて行い，根の長さ，吸収の状態を十分確認する
- 根の吸収がある症例では抜髄の成功率は低くなる

8 幼若永久歯に対する抜髄法

■ 処置の手順

❶ 浸潤麻酔

❷ ラバーダム防湿

❸ 罹患象牙質の除去

❹ 髄腔開拡（図1）

❺ 歯髄の除去
・歯根尖未完成のため，根尖部歯周組織を損傷しないよう注意する

❻ 糊剤根管充填（図2）
・水酸化カルシウム製剤による根管充填を行う

❼ 仮　封
・アイオノマーセメントを用いる

❽ ラバーダム防湿の除去

❾ 経過観察
・3〜6か月ごとにX線写真検査を行い，糊剤の吸収が認められたら，再度，根管充填を行う

❿ X線写真による歯根尖閉鎖確認

⓫ 根管充填剤置換（図3）
・ラバーダム防湿下で糊剤を除去し，ガッタパーチャポイントにて根管充填を行う

⓬ 暫間的歯冠修復
・対合歯と咬合するまでアイオノマーセメントによる暫間的歯冠修復を行う

⓭ 咬合完成後，永久歯冠修復

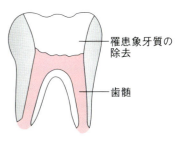

図1　髄腔開拡

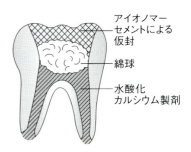

図2　水酸化カルシウム製剤による根管充填

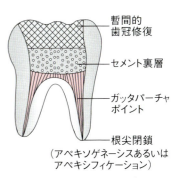

図3　予後が良好であれば根尖が閉鎖される

乳歯に対する感染根管治療

■ 処置の手順

❶ ラバーダム防湿

❷ 罹患象牙質の除去
　ラウンドバーですべての罹患象牙質を除去する

❸ 髄腔の開拡

❹ 感染歯髄の除去および根管壁の機械的・化学的清掃
　根尖の吸収の状態に気をつけ，リーマー，ファイル使用時は根管内容物を根尖外に押し出さないように注意する

❺ 根管貼薬
　水酸化カルシウム製剤やFG（ホルマリン・グアヤコール）を用いることもある

❻ 仮　封
　急性症状がみられる場合は，初回は歯髄腔の開放を行い，穿通仮封を行うことがある

❼ ラバーダム防湿の除去

❽ 必要に応じて投薬

❾ 根管充填
　❶〜❼を繰り返し，症状消退後，水酸化カルシウム製剤による糊剤根管充填を行う

❿ 予後への対応
　X線写真検査で根管充填の状態を確認し，歯冠修復を行う．また，定期的にX線写真撮影を行い，経過をみていく必要がある．一般的には，既製金属冠による修復が行われる

臨床 Hint
感染根管治療のポイント
- 根の吸収が明確な症例では適応ではない．急性症状を軽減するために歯髄腔の開放を行うが，炎症が軽減したら抜歯を選択する
- 周囲の歯の状況を考えて，歯列の保護上，積極的に歯を保存することが有利なら，乳歯であっても根管治療を試みることで，一時的に症状を抑えることが期待できる

10 幼若永久歯に対する感染根管治療

■ 処置の手順

❶ ラバーダム防湿

❷ 罹患象牙質の除去
　すべての罹患象牙質をラウンドバーで除去する

❸ 髄腔の開拡

❹ 感染歯髄の除去および根管壁の機械的・化学的清掃
　根尖の状態に注意して行う．根管壁が菲薄なため，機械的清掃は最小限とする

❺ 根管貼薬
　刺激の少ない薬剤を選択する．水酸化カルシウム系の糊剤が用いられることもある（図1）

❻ 仮　封
　アイオノマーセメントを使用する

❼ ラバーダム防湿の除去

〈2～3回貼薬後〉

❽ 糊剤による根管充填．
　水酸化カルシウム製剤による糊剤充填を行う．以前は水酸化カルシウムにCMCP（camphoratedmono parachlorophenol）を混合した糊剤が使用されることもあった

❾ 経過観察
　3～6カ月ごとのX線写真検査を行う．根管に満たした糊剤が吸収している場合は，再根管充填を行う

❿ X線写真検査による根尖閉鎖確認（アペキシフィケーション：図2）

⓫ 根充剤置換
　ラバーダム防湿下で糊剤を除去し，ガッタパーチャポイントにて根管充填を行う

⓬ 暫間的歯冠修復

⓭ 咬合完成後，永久歯冠修復（図3）

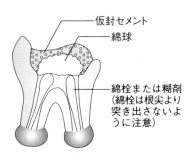

図1　根管貼薬

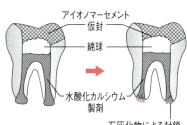

図2　根管充填（左）と根尖閉鎖（右）

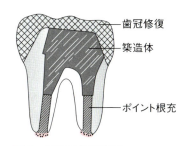

図3　最終の歯冠修復

処置のポイント

11 乳歯の分割抜歯

- 乳臼歯の歯根は内側に向かって強く彎曲しているため，歯根吸収が起こっていない乳歯では抜歯が困難なことがあり，そのような症例では，根の分割抜歯が必要になることがある
- 抜歯は，進行した齲蝕の結果であることが多いため，X線写真で十分に確認することが大切
- 抜けなくなってから分割を考えるよりも，X線写真からあらかじめ分割の必要性を考慮しておくとよい

■ 下顎の乳臼歯

- 髄床底部中央に頰舌的にバーで溝を入れ，ヘーベルを用いて遠心根と近心根を分割し，それぞれを抜去する
- 根尖のわずかな破折と残留に注意を要する

■ 上顎の乳臼歯

- X線写真から3根ともそれぞれ内側に彎曲していた場合は，はじめから分割したほうが患者さんの負担が少ないこともある
- 髄床底をバーで切断し，まず口蓋根から抜去し，次に頰側根を抜去する
- 頰側の歯槽骨が吸収しているときは，そのまま2つの頰側根を一緒に抜去する
- 抜去しにくいものは，残根鉗子などで無理な力を加えると，根尖で破折することになる．分割して，それぞれの根を取り出すほうが容易である

臨床 Hint
分割抜歯のポイント
- 永久歯の歯胚を傷つけないように分割する
- 鉗子で歯冠部を把持して強引に抜歯するよりも，分割したほうが簡単なこともある
- 低年齢で彎曲した歯根が永久歯胚を抱え込んでいる場合は，永久歯胚の損傷を防ぐためにも分割抜歯が望まれる
- 歯冠の崩壊が著しく，鉗子での抜歯が困難なときも，根分割の適応となることがある

索 引

■ あ
アフタ性口内炎　124
アペキシフィケーション　107，139
アペキソゲネーシス　106，107
アレルギーマーチ　169
ugly duckling stage　46，102

■ い
異所萌出　45，151
異常結節　52

■ う
齲蝕リスク検査　90
齲蝕の二極化　13
齲蝕有病者率　13
齲蝕予防　38
Willett の窩洞　95

■ え
エナメル質形成不全　101
ART テクニック　91
FKO　157
MFT　166
SpO$_2$　60
X 線検査　89
X 線写真　73

■ お
オーラルスクリーン　167
オペラント条件づけ法　55
小野の回帰方程式　46

■ か
カウント法　56
カラベリー結節　52
カルテ　71
ガマ腫　126
下顎前突　48
窩溝塡塞　83
開咬　48
潰瘍性歯肉炎　118
外傷　131
外胚葉異形成症　172
感染根管治療　192，193

感染性心内膜炎　62
管理記録　75

■ き
気道異物除去　80
機械的歯面清掃　38，41
虐待　111，180
臼後結節　52
臼傍結節　52
急性化膿性根尖性歯周炎　98，99
救命救急処置　78
巨大歯　52
局所異常　44

■ く
クラウンフォーム　185
グラスアイオノマーセメント塡塞　83
口呼吸　41
口呼吸性肥厚性歯肉炎　117

■ け
系統的脱感作法　55

■ こ
コンポジットレジンジャケット冠　185
子育て支援　12
口腔管理　74
口腔機能管理　74
口腔機能発達不全症　74，178
口腔筋機能療法　166
口腔内写真　73
口腔保健指導　31
口唇閉鎖不全症　168
口内炎　124
高濃度フッ化物配合歯磨剤　39

■ さ
再植　135
細胞保存液　136
暫間的間接覆髄法　105，187

■ し
シーラント　83
シェーピング法　56

195

思春期性歯肉炎　119
視診　89
歯冠－歯根破折　140
歯冠変色　141
歯頸部生活歯髄切断　106
歯根吸収　141
歯根破折　140
歯根膜炎　98，108
歯髄壊死　53，141
歯髄充血　53
歯磨剤　37
自閉症スペクトラム　60
習癖除去装置　165
小児口腔機能管理加算　179
小児歯科専門医　100
少子高齢化　12
笑気吸入鎮静法　56
紹介状　69
障害児　58
上顎前突　48
上唇小帯付着異常　128
上皮真珠　125
静脈内鎮静法　56
食生活　41
触診　89
神経発達症　63
侵襲性歯周炎　122
唇顎口蓋裂　171
診療録　71
腎疾患　62

■ す
スタディモデル　73
水酸化カルシウム法　138

■ せ
生活歯髄切断法　106，188，189
生活断髄法　138
正中離開　48
切歯結節　52
舌の突出癖　166
舌小帯付着異常　126
先天性心疾患　62
全身麻酔法　56
前投薬法　56

■ そ
早期治療　49

早期萌出　44
叢生　48

■ た
ダウン症候群　61

■ ち
知的障害　60
中心結節　52
直接覆髄法　138

■ て
デンタルネグレクト　110
デンタルフロス　36
デンティンブリッジ　106
てんかん　61
低フォスフォターゼ症　173
TCH　146
TSD法　55

■ と
動脈血酸素飽和度　60
tooth contacting habit　146

■ な
内分泌・代謝疾患　62

■ に
乳歯冠　186

■ ね
ネグレクト　111
粘液嚢胞　125

■ の
脳性麻痺　60

■ は
バッグバルブマスク　60
パルスオキシメータ　60
歯ブラシ　36
歯の着色　53
歯磨き指導　34
白血病　121
発達障害　27，63
抜髄法　190，191

■ ひ

BLS アルゴリズム　79
PMTC　38，41

■ ふ

フッ化ジアンミン銀　91
フッ化物の歯面塗布　85
フッ化物局所応用法　85
フッ化物洗口　86
フッ化物配合歯磨剤　37
フラッシュバック　64
ブランディン‐ヌーン腺嚢胞　126
プロトスタイリッド　52
不潔性歯肉炎　115
部分的生活歯髄切断　106
部分的生活歯髄切断法　106，138
分割抜歯　194
professional mechanical tooth cleaning　38，41

■ へ

ヘルペス性歯肉口内炎　124

■ ほ

ホルモクレゾール　96
保隙装置　100
母子分離　55
萌出性歯肉炎　114
萌出遅延　44，149
Hotz 型人工口蓋床　172

■ ま

マルトリートメント　180
埋伏過剰歯　150
慢性剥離性歯肉炎　120
myofunctional therapy　166

■ み

みにくいあひるの子の時代　46，102

■ む

ムーシールド　158

■ も

モイヤースの混合歯列分析法　46
モデリング法　56

■ や

薬物性歯肉増殖症　121

■ ゆ

有病児　58
指しゃぶり　165

■ よ

抑制治療　24

■ ら

ラター博士式小児生活行動評価表　64
ラバーダム防湿　92，184

■ り

リガ・フェーデ病　125
リンガルアーチ　158
リン酸酸性フッ化ナトリウムゲル　85
離乳　175

■ わ

矮小歯　52

編者・執筆者一覧

《編著者》

・井上美津子（いのうえ み つ こ）

1974年	東京医科歯科大学歯学部卒業
1977年	昭和大学歯学部小児歯科学教室　助手
1983年	同専任講師
1994年	同助教授
2004年	昭和大学歯学部小児成育歯科学講座　助教授
2006年	昭和大学歯学部小児成育歯科学講座　教授
2015年	昭和大学歯学部小児成育歯科学講座　客員教授

・落合　聡（おちあい　さとる）

1986年	鶴見大学歯学部卒業
1991年	東京医科歯科大学大学院（口腔病理学）　修了
1992年	九州大学病院（小児歯科）　助手
1994年	聖マリア病院（福岡県久留米市）小児歯科医長
1999年	九州大学病院（小児歯科）　助手
2004年	東京医科歯科大学大学院（小児歯科学）　助手
2006年	聖マリア病院小児歯科部長
2014年	おちあい小児歯科医院開院（福岡県東久留米市）

《執筆者》

・進士久明（しん じ ひさあき）　（三重県四日市市・しんじ歯科クリニック）

・石谷徳人（いしたにのりひと）　（鹿児島県姶良市・イシタニ小児・矯正歯科クリニック）

・柳田憲一（やなぎだ けんいち）　（福岡市立こども病院）

・石倉行男（いしくらゆき お）　（福岡市・おがた小児歯科医院）

・本間宏実（ほん ま ひろ み）　（東京歯科大学小児歯科学講座　助教）

・櫻井敦朗（さくらい あつ お）　（東京歯科大学小児歯科学講座　講師）

・新谷誠康（しんたにせいこう）　（東京歯科大学小児歯科学講座　教授）

・宮新美智世（みやしんみ ち よ）　（東京医科歯科大学大学院医歯学総合研究科 医歯学系専攻　口腔機能再構築学講座 小児歯科学分野　准教授）

・旭爪伸二（ひのつめしん じ）　（宮崎市・わかば小児歯科）

・藤岡万里（ふじおかま り）　（千葉県我孫子市・あびこクリニック歯科）

かかりつけ歯科医のための 小児歯科ガイドブック	ISBN978-4-263-44555-6

2019年8月25日　第1版第1刷発行

編　著　井　上　美津子
　　　　落　合　　　聡
発行者　白　石　泰　夫
発行所　医歯薬出版株式会社

〒113-8612　東京都文京区本駒込1-7-10
TEL.　(03) 5395－7638(編集)・7630(販売)
FAX.　(03) 5395－7639(編集)・7633(販売)
https://www.ishiyaku.co.jp/
郵便振替番号 00190-5-13816

乱丁，落丁の際はお取り替えいたします　　　　印刷・永和印刷／製本・皆川製本所

© Ishiyaku Publishers, Inc., 2019　Printed in Japan

本書の複製権・翻訳権・翻案権・上映権・譲渡権・貸与権・公衆送信権(送信可能化権を含む)・口述権は，医歯薬出版(株)が保有します．
本書を無断で複製する行為(コピー，スキャン，デジタルデータ化など)は，「私的使用のための複製」などの著作権法上の限られた例外を除き禁じられています．また私的使用に該当する場合であっても，請負業者等の第三者に依頼し上記の行為を行うことは違法となります．

|JCOPY| ＜出版者著作権管理機構　委託出版物＞

本書をコピーやスキャン等により複製される場合は，そのつど事前に出版者著作権管理機構(電話03-5244-5088，FAX 03-5244-5089, e-mail:info@jcopy.or.jp)の許諾を得てください．